國家古籍出版

專項經費資助項目

全漢三國六朝唐宋方書輯稿

顧問 余瀛鰲

删繁方

南北朝·謝士泰 撰
范行準 輯佚
梁峻 整理

中醫古籍出版社
Publishing House of Ancient Chinese Medical Books

圖書在版編目(CIP)數據

刪繁方/(南北朝) 謝士泰撰；范行準輯佚；梁峻整理. —北京：中醫古籍出版社, 2019.2

(全漢三國六朝唐宋方書輯稿)

ISBN 978-7-5152-1442-9

Ⅰ. ①刪… Ⅱ. ①謝… ②范… ③梁… Ⅲ. ①方書-中國-南北朝 Ⅳ. ①R289.339

中國版本圖書館CIP 數據核字 (2017) 第 086501 號

全漢三國六朝唐宋方書輯稿

刪繁方 南北朝·謝士泰 撰

范行準 輯佚 梁峻 整理

策劃編輯 鄭 蓉

責任編輯 宋長恆

封面設計 韓博玥

封面插圖 趙石濤

出版發行 中醫古籍出版社

社 址 北京東直門內南小街 16 號 (100700)

印 刷 北京博圖彩色印刷有限公司

開 本 850mm×1168mm 32 開

印 張 6.5

字 數 95 千字

版 次 2019 年 2 月第 1 版 2019 年 2 月第 1 次印刷

印 數 0001~3000 冊

書 號 ISBN 978-7-5152-1442-9

定 價 26.00 圓

序

在國家古籍整理出版專項經費資助下，《范行準輯佚中醫古文獻叢書》十一種合訂本于二〇〇七年順利出版。由於經費受限，范老的輯稿没有全部整理付梓。學界專家看到這十一種書的輯稿影印本後，評價甚高，建議繼續籌措經費出版輯稿。有人建議合訂本太厚，不利于讀者選擇性地購讀，故予改版分册出版（其中包括新整理本）。

中國醫藥學博大精深，存留醫籍幾近中華典籍的三分之一。究其原因，昔秦始皇焚書，『所不去者，醫藥卜筮種樹之書』。漢興，經李柱國和向歆父子等整理，《漢書·藝文志》收載方技（醫藥）類圖書，分醫經、經方、房中、神仙四類，二〇五卷，歷經改朝换代、戰事動蕩，醫籍忽聚忽散，遭受所謂『五厄』『十厄』之命運。然而，由於引經據典是古人慣常的行文方法，所以『必托之于神農黄帝而後能入説』。前代或同代醫籍被他人引用、注明出處便構成傳承的第一個環節。唐代醫學、文獻學大家王燾就是這個環節的楷模。正是由於這個引用環節的存在，爲輯佚奠定了基礎，即一旦被引用的醫籍散佚，還可以從引用醫籍中予以輯録，這是傳承的第二個環節。范行準先生集平生精力，輯佚出全漢三國六朝唐宋方書七十一種。其中毛筆小楷、輯稿五十八種一二二册，鋼筆輯稿十三種十三册。除其中有人已輯佚出版或輯稿内容太少外，本套書收載的是從未面世的輯佚稿計二十多種，十分珍貴。爲方便今人理解，特邀專家爲每種書作解題，同時也適度包含考證考異内容，前後呼應，以體現這套叢書的相對整體性。

輯稿作爲珍貴的資源，一是因爲它靠人力從大量存世文獻中精審輯出包括今人不易看到的内容。以《刪繁方》爲例，該書有若干内容引自《華佗録袟》，不僅通過輯稿可以看清《刪繁方》原貌，而且據此還可以看到《華佗録袟》的部分内容。這不僅對當今學術的古代溯源循證具有重要價值，對未來學術傳承也具有重大意義。二是雖然輯稿不一定能恢復原書全貌，或辨清原書作者、成書年代等項仍存在大量需要考證考異的問題，但正是這些不完善之處，却給後世學者提出了有學術研究價値的問題，如《華佗録袟》冠名華佗，而華佗因不與曹操合作遇害，留存文獻本就不多，即使存世的華佗《中藏經》，時至今日仍有爭議，那么，《華佗録袟》的眞正作者是誰？輯稿提供的線索對進一步考明其眞相也有意義。

范老輯稿大多依據唐代文獻學家王燾《外台秘要》中著録的引用文獻出處輯出，但又不是全部，部分學術内涵還有《醫心方》《華佗録袟》等古文獻著録的線索。以此爲例，王燾原創的方法正是胡適先生所謂『歷史觀察方法』的學術源頭實例，也是文藝復興以來科學研究强調觀察和實驗兩個車輪之一。所謂觀察，不是針對一時一地的少量事物，而是大樣本長時段的歷史性觀察。天文學的成果就是通過這種方法取得的。中醫學至今還在使用這種方法。所謂聚類，本來是數理統計學中多元分析的一個分支，但用在文獻聚類中也是行之有效的方法。因爲中醫的藏象學説本身就是取類比象，其辨證也多采用類辨、象辨等方法，再説《周易·系辭》早就告誡人們『方以類聚』，聚類思想當然也是中醫藥學優秀文化傳統。梁峻教授申請承擔國家軟科學研究計劃『中醫歷史觀察方法的聚類研究』（2009GXQ6B150），圍繞文獻的引用、被引用以及圖書散佚、輯佚等基本問題，運用聚類原理，應用計算機技術，從理論到實踐，闡述了中醫學術傳承中的文獻傳承范式，揭示了歷史觀察方法的應用價值。

輯稿既然在文獻傳承中具有關鍵作用，二〇一五年，經中醫古籍出版社積極響應，以《全漢三國六朝唐宋方書輯稿》爲題，又申請到國家古籍整理出版專項經費。以此爲契機，項目組成員重振旗鼓，經共同努力，將二十種散佚古籍之輯稿，重新整理編撰爲二十册，并轉换成繁體字版，以便於台港澳地區以及日本等國學者參閲。值此輯稿即將付梓之際，本人聊抒感懷以爲序！

中國中醫科學院中國醫史文獻研究所原所長、

榮譽首席研究員、全國名中醫

戊戌年初秋于北京

原序

追求健康長壽是人類共同的夙願。秦皇漢武雖曾尋求過長生不死之藥，然而，死亡却公平地對待他們和每一個人。古往今來，人類爲延緩死亡、提高生存質量付出過巨大努力，亦留下許多珍貴醫籍。其承載的知識，乃是人們長期觀察積累、分析判斷、思辨應對的智慧結晶，并非故紙一堆，有可利用的一面。

醫籍損毀的人爲因素少。始皇不焚醫書，西漢侍醫李柱國和向歆父子對醫籍都進行過整理，但由於戰亂等各種客觀原因，醫籍和其他典籍一樣忽聚忽散，故有『五厄』『十厄』等説。宋以前醫籍散佚十分嚴重。就輯佚而言，章學誠認爲，自南宋王應麟開始，好古之士踵其成法，清代大盛。然輯佚必須辨僞，即甄别軼文僞誤、訂正編次錯位、校注貼切，否則，愈輯愈亂。

已故著名醫史文獻學大家范行準先生，生前曾在《中華文史論叢》第六輯發表《兩漢三國南北朝隋唐醫方簡録》一文。該文首列書名，次列書志著録，再次列撰人，最後列據輯諸書，將其所輯醫籍給出目録，使讀者一目了然。由於種種原因，范行準先生這批輯稿未能問世。近年，范行準先生之女范佛嬰大夫多次與筆者商討此批輯稿問世問題，筆者也曾和洪曉、瑞賢兩位同事拜讀輯稿并委托洪曉先生撰寫整理方案，雖想過一些辦法，均未果。去年，經鄭蓉博士選題、劉從明社長批準上報申請出版補貼，國家古籍整理出版規劃領導小組成員余瀛鰲先生斡旋得以補貼。于是，由余先生擔任顧問，筆者與洪曉、曉峰兩位同事分工核實資料、撰寫解題，劉社長和鄭博士負責整理編排影印輯稿，大家共同努力，終于使第一批輯稿得以問世。

本次影印之輯稿，精選晉唐方書十一種二十冊，上自東晉《范東陽方》，下迄唐代《近效方》，多屬未刊印之輯複者。各書前寫有解題，説明考證相關問題、介紹内容梗概、提示輯稿價值等。其中，《刪繁方》《經心録》《古今録驗方》《延年秘録》之解題由梁峻撰寫，《范東陽方》《集驗方》之解題由李洪曉撰寫，《纂要方》《必效方》《廣濟方》《産寶》《近效方》之解題由胡曉峰撰寫。爲保持輯稿原貌，卷次闕如、内容散漫者，仍依其舊。所收《删繁方》一書，雖作者謝士泰生平里籍考證不詳，但其内容多引自佚書《華佗録袟》，該書存有中醫理論在古代的不同記載，如皮、肉、筋、骨、脈、髓之辨證論治方法等。現代著名中醫學家王玉川先生曾提示筆者要重視此書的研究，筆者亦曾研讀，并指導幾位研究生從不同角度開展工作，多有收穫。

范行準先生之輯稿，均很珍貴，具有重要的文獻與研究價值。此次影印出版，定名爲《范行準輯佚中醫古文獻叢書》，其他輯佚图書將陸續影印出版。筆者相信，輯稿影印本問世，對深入研究晉唐方書必將産生重要作用。欣喜之際，謹寫此文爲序。

梁　峻

二〇〇六年夏於北京

《刪繁方》解題

（梁　峻　王　勇）

《刪繁方》是中醫藥發展歷程中一部刪繁就簡的方書。最早著録該書的是《隋書·經籍志》，是書謂：『謝士泰刪繁方十三卷。』《通志·藝文略》作十卷。《舊唐書·藝文志》和《新唐書·藝文志》均載『刪繁方十三卷，士太撰』。《日本國見在書目》《和名抄引用漢籍》兩書均稱《刪繁論》，前書記作者是謝士泰。基于上述諸種歧異記載，筆者暫從較早的《隋書·經籍志》之説。關於謝士泰之生平里籍有待今後深入考證。

關於《刪繁方》之内容編次，范老輯稿先列十一卷編次，無卷名，後附未分卷内容。卷一，序例、藥品、傷寒、天行、溫疫、諸疸。卷二，霍亂。卷三，痔。卷四，三焦、上焦、中焦、下焦、霍亂。卷五，未列病證只列四首方藥及其適應證。卷六，瘧、肺虚寒、鬼擊、五絶。卷七，五藏勞論、肝勞論、心勞論并方、脾勞論并方、肺勞論并方、腎勞論并方、痔、婦人。卷八，六極論、筋極論并方、脉極論并方、肉極論并方、氣極論并方、骨極論、髓精極論并方。卷九，五疰、赤瘮、癧瘍、癰疽、墮、筋骨俱傷、金創、刺、火瘡、漆瘡、丹、瘑瘡。卷十，五尸、中恶、獸傷、蟲傷。卷十一，眼、鼻、齒、口、舌論并方、咽門論。未分卷内容，胡臭、陰瘡、瘕、小兒、乳石。

范老《刪繁方》輯稿，多據宋熙寧本改補，間加行準按校語，表明自己的看法，學術價值很高。另，輯稿内容多有獨到之處，如關於六極的論說，閱後令人耳目一新。其方論亦見解獨到，值得研究。這對于中醫理論的完善具有重要意義。

目録

删繁方卷一

序例

論云凡禁之法若湯有單服竟五日忌之若丸散酒中有相違單必須服藥竟之後十日方可飲噉若藥有亂不復須一月日外若不如尔唯不得力亦致禍也 日本安政刊本康賴醫心方卷一用藥節度第三葉二十四又卷十九服鍾乳方第十六葉卅二上 與此同而文較略別錄未分卷中

藥品

酸漿一名酸芳草 日本古典全集本深江輔仁撰本草和名卷上草中葉三十一

雀麥一名杜老草 同上葉五十

本天蓼一名比兔根 本草和名卷下木下葉四日本源順撰倭名類聚抄卷十木部頁一〇〇三同

傷寒

療傷寒勑色惡寒發熱體疼發汗神丹丸方

人參五分 烏頭四分炮 半夏洗五分 茯苓五分 朱砂一分研

附子四分炮

右六味擣爲末蜜和丸如大豆每服三丸生薑湯下發汗出令體中濈濈然如汗未出更以熱粥投之令汗出若汗少不解復如前法若得汗足不解當服桂枝湯此藥多毒飲水解其熱愈周護軍子期自說天行用之甚良故記之忌豬羊肉大酢生血等物○案熈寧本无物字外臺卷一第二十九至三十右方原出崔氏云刪繁同

麥奴丸療傷寒五六日以上不解熱在胸中口噤不能言唯欲飲水爲敗傷寒醫所不療方

麻黃去節 大黃 芒消 竈突中墨 黃芩各二分 麥奴 梁上塵 釜底墨各一分

右八味擣篩和如彈丸以新汲水五合研一丸病者渴欲飲水但極飲冷水不限升數須臾當寒寒訖汗出則愈若日移五丈不汗依前法服一丸以微利止藥勢盡乃食當冷食以除藥勢一名黑奴丸小麥黑勃名爲麥奴是也 外臺卷一葉三十六右方原出古今錄驗云刪繁同

續命丸療傷寒及辟實疫瘡○案瘡原作瘧宋本無寧本改 攝百病方

大黃五兩 黃連一兩 麻黃五兩去節 甘遂三兩熬 黃芩二兩 芒消二兩

研杏人七十枚去皮尖熬 巴豆一百枚去心熬研 豉一升熬

右九味擣篩蜜和丸得傷寒一日服一丸如小梧子大

二日二丸至六七日六七丸但吐下得汗愈若水澼及

療實服三五丸日二忌豬肉冷水 外臺卷二葉二十右 方原出古今錄驗

天行

療天行三日外至七日不歇肉熱令人更相染著大青消

毒湯方

大青四兩 香豉八合熬綿裹 乾葛 梔子各四兩 生乾地黃一升

切 芒消三兩

右六味切以水五升煮諸藥味取二升去滓下
芒消分三服忌蕪荑熱麵酒蒜等物一方有石膏八兩

療天行五日不歇未至七日皮肉毒熱四肢疼痛彊苦參
吐毒熱湯方

苦參六分 烏梅七枚 雞子三枚取白

右三味以苦酒三升煮二物取一升去滓澄清下雞子
白攪調溫去滓分再服之當吐毒熱氣出愈

療天行七日至二七日藏腑陰陽毒氣天行病欲歇而未
歇或因食飲勞復心下脹滿煩熱生地黃湯方

生地黃一升切 黃芩三兩 桂心二兩 甘草二兩炙 竹葉一升切 香

豉一升（綿別裹） 葶藶一升 芒消三兩 尖鼠屎三七枚 乾薑一兩 麻黃三兩（去節） 石膏八兩（碎，綿裹）

右十二味，切，以水九升，煮取三升，去滓，下芒消，分三服。

忌蕪荑、海藻、菘菜、生蔥等。

療天行二七日外至三七日不歇，或寒或熱，來去噏噏（音吸。□案：原脫"音吸"二字，據宋本、明本補），四肢羸瘦（□案：宋本作廋），飲食不能，腹中虛滿，熱毒不安，生地黃湯方

生地黃汁一升 生麥門冬汁一升 赤蜜一升 人參二兩 白朮三兩

桂心一兩 甘草二兩（炙） 生地骨皮四兩 升麻三兩 石膏八兩（碎，綿裹）

葦心一升

右十一味细切，以水九升煑诸药味，取二升去滓，下地
黄汁更煎三两沸，分温五服，昼四夜一服。忌芜荑、生葱、
海藻、菘菜、桃李、雀肉等物。
疗天行三七日至四七日，劳痟（鸟玄反）。○案：原脱鸟玄反三字，据宋本、匯亭本补
不歇，热毒不止，乍寒乍热，乍剧乍差，发动如疟，鳖甲汤方。
鳖甲（炙）三两　大青二两　石膏八两（碎，绵裹）　牡丹皮一两　乌梅肉一两
常山三两　竹叶（切）一升　牛膝根三两　甘草一两　香豉一升（熬，绵裹）
右十味切，以水九升煮取三升，分温三服，日三。忌生葱、
生菜、鲤鱼、海藻、菘菜、苋菜、芜荑。一方有生天门冬、生地黄各切一升。外台七卷
三叶六至七右五
方至本部卷数

溫疫

辟溫病粉身散常用方

芎藭四兩 白术四兩 遠志四兩 藁本四兩 米粉一斗研入

右五味擣篩四物為散和米粉粉身若欲多時加藥增粉用之一劑法如此 外台卷四葉四上 □案此方原誤作附後藥[味主]治著今並據影宋本補

許季山所撰干敷散主辟溫疫疾惡令不相染著氣方

附子一分炮 □案原作一枚據影宋本改 細辛一分 乾薑一分 麻子一分研 柏實一分

右五味擣篩為散正旦米家以井華水各服方寸匕服藥一日十年不病二日二十年不病三日三十年不病

療肝臟藏熱暴氣斑點香豉湯方

香豉一升熬令香白 案原脫香豉七字據醫心方補 葱白切四兩 石膏八兩碎綿裹 案原脫葱白二字據本補 梔子十人三兩擘 生薑八兩大 案原脫生薑八字據醫本補 青二兩 升麻三兩 芒消三兩

右八味切以水六升煮之取二升五合去滓下芒消分三服 外臺卷四葉十至十一右方原出刪繁卷四甲

安師法但應三月服歲多病三日一服之忌豬肉生菜 刀案原脫忌至菜四字據醫心方補 外臺卷四葉六右方原出古今錄驗云刪繁同

諸疸

療天行毒熱通貫藏腑沉鼓骨髓之間或為黃疸黑疸赤疸白疸穀疸馬黃等疾喘息須臾而絕瓜蒂散方

瓜蒂二七枚 赤小豆二七枚 刀案二七原作三據醫心方改 秫米二七粒

右三味擣篩為散取如大豆粒吹於兩鼻之中甚良不差間日復服之

又方

瓜蒂二七枚

右一味以水一升煮取五合作一服之○案熙寧本無作之又吞服之

字據熙寧本補

又方

鹽一升

右一味紙裹清溼燒之取通赤內三升水中攪令調手

巾濾爲度○案濾熙寧本作農蓋乃濃字之誤並前爲一服已前二方服

訖並吐出黃汁外臺卷四第十五至十六右三方並采本卷數

下比

療黃疸變成黑疸者多死急治之方

取土瓜根汁服一小升平旦服至食時病從小便去

則愈不忌先須量病人氣力○案病人氣作病究嫡熙寧本作不得

多服力衰則起不得（外臺卷四葉三十右方 原出肘後云刪繁同）

療黄疸者通身並黄茵陳湯方

茵陳四兩 柴胡四兩 升麻三兩 龍膽草二兩 黄芩 大黄各三兩

右六味切以水九升煮取三升分三服若身體羸去大黄加梔子人五六兩生地黄切一升（外臺卷四葉二十四右方 原出第十卷）

療勞疸穀疸苦參丸方（勞疸者因勞爲名也穀疸者因食而勞故曰穀疸）

苦參三兩 龍膽草二兩（宋本無草字） 梔子人三七枚

右三味搗篩爲散若病甚取猪胆和爲丸如梧子大一服五丸日三四服以飲汁下之（外臺卷四葉三十四右方 原出宋本卷數○葉大）

觀本草龍膽條云治勞疸同（行謙案謂與集驗方穀疸丸同也）用此龍膽加至二兩更增梔子仁三七枚

三物同篩搗丸以猪脂服次前法以飲下之其說云勞
疸者因勞為名穀疸者因食而勞也又案千金方卷十
葉十九上无
梔子猪膽

霍亂

霍亂吐痢而汗出小便復利或下利清穀裏外無熱脈微欲絕或惡寒四肢拘急手足厥逆四逆加豬膽湯主之方

甘草二兩炙 乾薑半兩炮 附子一枚生去皮破○案景脫去皮破三字據宋本與守本補 豬膽汁半合

右四味切以水二升煮取一升四合溫分再服無豬膽以羊膽代之強人可與大附子一枚乾薑加至三兩刀案宋本與守本無加字 若吐之後吸吸少氣者及下而腹滿者加人參一兩諸藥皆減為一兩如澄者亦宜與理厥人參湯

佳忌海藻菘菜猪肉

四順湯与前療同常用此方

人參三兩一方二兩○案原脱一至兩四字據宋本延享本補 乾薑三兩一方一兩○案原脱一至兩四字據宋本延享本補 甘草三兩一方一兩炙○案原脱一至炙五字據宋本延享本補

附子二兩

右四味切以水六升煮取二升絞去滓溫分三服轉筋肉冷汗出嘔噦者良忌海藻菘菜猪肉外臺卷六葉三至四右二方並出小品云刪繁同

療霍亂後不欲食胃弱吐嘔不止厚朴湯方

厚朴四兩炙 乾萹豆葉二兩○案萹原作扁據宋本改 茯苓三兩 白朮五兩

人參三兩

右五味切以水七升煮取二升分三服忌桃李大醋雀肉等（外臺卷六葉十七至十八）

治霍乱吐下不止者方（已上據匡門方）

熟水一升生水一升相和飲之良驗（已上本書醫心方卷十一治霍乱方第一葉五至六）

論云霍乱轉筋方

取絮巾若綿灸暖以傅筋上（醫心方卷十一治霍乱轉筋方第十葉十五下）

療霍乱食不消腸鳴腹痛熱不止桔梗湯方

桔梗四兩　白术五兩　乾薑三兩　茯苓三兩　倉米一升

右五物切以水八升煮倉米熟去米將汁煮藥取二升絞去滓分服忌桃李雀肉猪肉大酢外臺卷六葉三十八右方宋本卷數

療虛寒喘鳴多飲逆氣嘔吐半夏肺痿湯方

半夏一升湯洗四破○案原脫四破二字據熙寧本補 生薑一斤 橘皮一斤 白朮八兩 桂心四兩

右五味切以水九升煮取三升去滓分溫三服忌羊肉餳桃李雀肉生葱一方有桑白皮切一升

療凡虛寒肺痿喘氣乾地黃湯方

乾地黃五兩 桑根白皮切三升 芎藭五兩 桂心 人參各三兩

大麻人一升熬研爲脂〇案原作一升炒熬熬至脂四字據照宋本删補

右六味切以水九升先煮五味取三升去滓内大麻人

煎數沸分三服忌生葱蕪荑 外臺卷十葉三

肺癰喘不得卧葶藶大棗瀉肺湯主之兼療胸脇脹滿一

身面目浮腫鼻塞清涕出不聞香臭酸辛欬逆上氣喘嗚

迫塞方

葶藶三熬令色紫〇案三下疑有脱误

右一味擣令可丸以水三升煮擘大棗二十枚得汁一

升内藥如彈丸一枚煎取一升頓服 外臺卷十葉十四 右方亦出千金

療肺脈厥逆大於寸口主大腸熱欬上氣喘鳴心煩麻黄

湯方

麻黃六兩去節 芍藥 生薑 半夏洗十遍 細辛 五味子各三兩 桂心二兩 石膏八兩碎綿裹〇案原脫碎至裹四字據巡寧本補

右八味切以水九升先煮麻黃七八沸去沫次下諸藥煎取三升去滓分三服忌羊肉餳生葱生菜等

療大腸熱甚脹滿掌中熱淡竹葉飲泄熱氣方

淡竹葉切三升 橘皮三兩 乾蘇葉三兩 白朮四兩 甘草一兩炙 葱白切一升 桂心一兩 石膏六兩碎綿裹〇案原脫綿裹二字據巡寧本補 杏人六十枚去皮尖熬

右九味切以水一斗二升先煮竹葉取一斗去滓澄清取九升下諸藥煮取三升絞去滓分三服若須利下內

芒消三兩忌海藻菘菜桃李雀肉生葱外臺卷十葉十七

療大腸虛寒欠呿欬氣短少腹中痛款冬花丸方

款冬花七分 桂心 五味子各六分 乾薑 芎藭 甘草炙各五分 附子四分炮 桔梗四分 蘇子五合熬 蜀椒一升 百部汁七合 白蜜一升 乾棗五十枚擘去皮研為脂○案枚下原脫擘字皮下脫研為脂三字並據宋本補 薑汁一升

右十四味細擣為末將蘇子蜜汁和○案蘇子原作薑據宋本改微火上煎取為丸如梧子每服溫酒下三十丸加至四十丸日再忌海藻菘菜猪肉冷水生葱外臺卷十葉十八

刪繁方卷三

大腸腑者主肺也鼻柱中央以為候也肺所以合氣於大腸者大腸為行道傳寫之腑也○案寫原作瀉據遐寫本改　歸監倉掾影

重二斤十二兩長一丈二尺六寸廣臍右迴疊積還反十二曲貯水穀一斗二升主十二時定血脈和利精神又曰肺前受病移於大腸肺欬不已則大腸受之大腸欬則遺失便利肺應皮皮厚即大腸厚皮薄即大腸薄皮緩腹裏大者大腸緩而長皮急者大腸急而短皮滑者大腸直皮肉不相離者大腸結外臺卷十葉十五至十六　右方原出千金云刪繁同

論曰夫五藏六腑者内應骨髓外合皮毛膚肉若病從外生則皮毛膚肉關格強急若病從内發則骨髓疼痛然陰陽表裏外皮内髓其病源不可不詳之也皮虛者寒皮實者熱凡皮虛實之應主於肺大腸其病發於皮毛熱即應藏寒即應腑外臺卷十葉十八下

療皮虛主大腸病寒氣關格蒴藋蒸湯方

蒴藋根葉切三升　桃皮葉剉三升　菖蒲葉剉三升　細糠一斗

秫米三升

右五味以水一石五斗煮取米熟為度大盆器貯於上作小竹歷□案原脫歷字據毉寔卷補牀子罩盆人身坐牀中四面

周迴將席薦障風身上以衣被蓋覆若氣急時開孔對
中（○案中原作口據幽齋本改）洩氣取通身接汗可作兩食久許乃
出三日蒸還溫藥足汗用之（○案原脫蒸至之八字據幽齋本補）若盆
裏不過熱盆下安炭火也非惟療人但是皮膚下一切
勞冷並皆療之忌羊肉餳

療皮實主肺病熱氣梔子煎方

梔子　枳實（炙）　大青　杏人（去兩人尖皮）　柴胡　芒消（各三兩）
生地黃（切一升）　石膏（八兩碎綿裹○案原脫碎綿裹三字據幽齋本補）　淡竹葉（切一升）
生玄參（五兩）

右十味切以水九升煮取三升下芒消分三服忌蕪荑

髓虛

論曰髓虛者腦痛不安髓實者勇悍凡髓虛實之應主於肝膽若其腑藏有病從髓生熱則應藏寒則應腑 外臺卷十六葉五至六

外臺卷十葉十八下至十九上

右二方原出千金云删繁同

痔

療虛勞寒下痢不止肛邊時生肉如鼠乳在大孔傍時時膿血出 ○案原脫血字據外臺本補 名牡痔鼈甲丸方

鼈甲炙 乾地黃 黃連 連翹各七分 括樓 黃耆 乾薑各六分 䗪蟲五枚炙 蝟皮炙 續斷各五分 附子炮 槐子 礬石燒汁盡各四分

右十三味搗篩以蜜丸如梧桐子大 ○案原脫下二字據外臺本補 飲下二十丸漸加至三十丸日再 忌常

療腎勞虛或酒醉當風所損腎藏病所為酒痔肛門腫生

痔因酒勞傷發瀉清血肛門疼痛蜂房膏方

蜂房炙三兩　生槐白皮十兩　楝實○案楝原作練，據巫宰本改　桃人五十枚熬

白芷二兩　赤小豆砂一合　猪膏生一升

右七味㕮咀，綿裹，以苦酒一升漬一宿，下膏煎，取酒盡

膏成去滓，取杏子大，綿裹內肛門中，又酒服一方寸匕

外臺卷二十六葉十八至十九

論曰：肛者主大便道，肺大腸合也，號為通事令史，重十二

兩，長一尺二寸，廣二寸二分，應十二時。若臟傷熱，則肛閉

塞，大便不通，或腫縮入生瘡；若臟傷冷，則肛寒，大便洞瀉

肛门凸出良久乃入热则通之寒则补之不虚不实依经调之。案此条本与下条连属今仍依本书别提

療肛门主肺热应肛门闭塞大便不通肿缩白蜜光通之方

以白蜜三升煎令成乾燥投冷水中可得丸长六七寸许光肛门中倒身中向上入头向下停少时光焊斯须即通｜世外其卷廿十六葉二十

療肛门主大肠寒应肛门寒则洞泻凸出猪肝散方

猪肝一斤炙令黄燥　黄连　阿胶炙　芎藭各二两　乌梅肉五两熬

艾叶一两

右六味搗篩平旦空腹温服方寸匕日再若不能酒白飲服亦得○案飲原作飯據宋本巡寧本改

外臺卷二十六葉十九至二十

療脾勞有白蟲長一寸在脾為病令人好嘔而胸中欬〻一作去〻嘔而不吐出○案不作原衍吐字據巡寧本删前胡湯方

前胡三兩 白朮三兩 赤茯苓三兩 枳實炙二兩 細辛三兩 旋復花一兩 常山三兩 松蘿二兩 龍胆三兩 竹葉切一升 杏人三兩去尖皮

右十一味切以水一斗煮取三升去滓分三服若腹中熱滿下芒消○案原作芒硝據宋本巡寧本改三兩 卮子三兩○案原脫卮至兩四字據宋本巡寧本補 黃芩三兩 苦參二兩加水二升依方煎

忌桃李雀肉大酢生葱生菜等○案原脫桃至等十一字作忌如常據宋本照寧本補

療脾勞熱有白蟲在脾中為病令人好嘔茱萸根下蟲湯

方

茱萸東引根大者一尺切 大麻子八升 橘皮二兩炙切

右三味切擣麻子爛並和煎服或下黃汁凡合藥禁聲

勿語道作藥處者聞便不下切須忌之甚驗以水煎服

隨時量之效

療肺勞熱損主肺○案主原作生據照寧本改蟲形如蠶在肺為病令

人欬逆氣喘或謂憂恚氣膈○案原作隔據照寧本改下同寒熱皆從勞

之所生名曰膏肓鍼灸不著麥門冬五膈下氣丸方

麥門冬十兩，去心　蜀椒四分　遠志　附子六分，炮　各　乾薑五分

甘草十分，炙　人參七分　細辛六分○案：辛原作桂，據醫寧本改　桂心五分

百部根　白朮　黃耆各五分　杏人四十枚，去皮尖雙人者，熬○案：原脫

去至熬七字，據宋本醫寧本補　檳榔五分

右十四味精節，蜜丸如彈子許大，含一丸，稍稍嚥汁，忌

豬肉冷水海藻菘菜生蔥生菜桃李雀肉等○案：原脫豬至等十（作忌大醋　刪）

七字，據宋本醫寧本補　外臺卷二十六

第三十六至三十八

療舌強筋縮，牽陰股，引胸腹，腹脹痛，霍亂，黃龍藤湯方○案：藤原

原作藤據宋本改下同

黄龍藤切一升黄龍藤者樟木藤也斷以吹氣從裏貫度者好也○案黄至也八字原作此樟木上藤也六字據宋本並改熙寧本作黄龍藤者樟木上藤也九字又從衆原作從中據宋本熙寧本改

右一物以水四升煮取八合為一服一劑不必更至一劑良驗致宿食不消霍乱或乾霍乱或吐痢不止或不吐痢並悉療之外臺卷六葉二十下

删繁方卷四

三焦

論曰：夫三焦者，一名三關也。上焦名三管反射，中焦名霍亂，下焦名走哺，合而為一，有名無形，主五藏六腑往還神道，周身貫體，可聞不可見，和利精氣，決通水道，息氣脾胃之間，不可不知也。凡上焦三管反射者，通三焦，名中清之腑也，別號玉海，水道出屬膀胱，合者雖合而不同。上中下三焦同號為孤之腑也，而榮出中焦，衛出上焦。榮者是絡脈之道氣，衛者是經脈之氣道也。上焦如霧，霧者霏霏起上也。起於胃上管，並咽以上，貫膈，布胸中，走腋，循足太陰之分而行，還注手陽明，上至舌下注足陽明常以榮衛俱行於陽二十五度行陰亦二十五度為一周日夜五十周身而周復始大會於手太陰手少陽也主心肺之病內而不出人有熱則飲食下胃其氣未定汗則出或出於面或出於背或出於身半皆不循衛氣之道而出蓋外傷於風內開腠理毛蒸理泄衛氣走之故不得循其道此氣慓悍滑疾見開而出故不得從其道○案得下原脫從字據宋本補名曰漏泄其病則肘掌痛食先吐而後下氣不續膈腸閉厥隔○案膈上膈腸宋本作膈腸本作腸膈改所以飲食先吐而後下也實則精神不守泄下便利語聲不出若實則上絕於心若虛則引氣於肺外甚卷六葉二十六至二十七

上焦

療上焦實熱飲食下胃其氣未宣汗出面背身中皆熱名曰漏氣通脉瀉熱澤瀉湯方

澤瀉二兩 生地骨皮五兩 甘草一兩炙 半夏二兩洗 石膏八兩碎。 桑根皮碎字據宋本脫亭本補 柴胡三兩 茯苓三兩 生薑三兩 竹葉切五合 人參二兩 桂心一兩 蓴心一升

右十二味切以水一斗煮取三升分三服忌海藻菘菜羊肉餳醋生葱

療上焦熱腹滿而不欲食或食先吐而後下肘脅牽痛者

門冬理中湯方

生麥門冬一升 生薑四兩 白朮五兩 甘草二兩炙 上黨人參三兩

○案人上原脫上黨二字據宋本補 茯苓二兩 橘皮三兩 竹茹一升 生薑根一升

蓴心五兩 合萎蕤三兩 糜粟一升

右十二味切以水一斗五升煮取三升分三服忌海藻

菘菜大酢桃李雀肉等

療上焦氣不續腸腸間厥悶○案上腸原作胸據宋本迎寧本改所以飲食

先吐而後下半夏理中續腸破寒湯方

半夏半升洗四破○案洗原作熬並脫四破二字據宋本迎寧本補 生薑四兩 麻黃三兩

去節 前胡三兩 澤瀉三兩 竹葉切一升○案原脫切字據宋本迎寧本補 細辛

三兩 枳實三兩炙 杏人三兩去尖○案去下原衍皮字據宋本迎寧本刪

右九味，切，以水九升，煮取三升，去滓，分三服。忌羊肉、餳、生菜等物。

療上焦熱嗽，牽肘脅下心痛，喘欬短氣，動而好唾，潤肺止心痛大棗湯方

大棗三十枚，去核。○案原脱"去核"二字，據宋本、巡宰本補。杏人三兩，去皮尖及兩人者。○案原脱"及至者"四字，據宋本、巡宰本補。人參三兩 紫菀二兩 萎蕤三兩 麥门冬三兩，去心 乾百部三兩。○案原脱"乾"字，據宋本、巡宰本補。通草三兩 石膏八兩，碎。○案原脱"碎"字，據宋本、巡宰本補。五味子二兩。○案"二兩"原作"一兩"，據宋本、巡宰本改。羊腎三枚，四碎，去膏。○案原脱"四碎"二字，據宋本、巡宰本補。大黃三兩，十二分

右十二味，切，以水一斗，煮取二升五合，去滓，下蜜三合

生薑汁三合 淡竹葉瀝三合 更上火煎取三升分三服

療上焦虛寒精神不守泄下便利語聲不出茯苓安心湯

方

茯苓三兩 人參三兩 乾薑三兩 桂心一兩 遠志皮三兩 甘草二兩炙

右六味切以水九升煮取三升去滓分三服忌生葱酢

物海藻菘菜等物

療上焦虛寒腸鳴不利○案不利原作下利據宋本醫方本改 心下痞堅半

夏瀉心湯方

半夏五兩洗四破○案原脫四破二字據宋本醫方本補 黃芩三兩 甘草三兩炙

人參三兩 乾薑三兩 黃連一兩 桂心三兩

右七味以水九升煮取三升去滓分三服忌海藻菘菜
餳羊肉生葱猪肉冷水 外臺卷六第二十七至二十九
療上焦虛寒短氣語聲不出黃耆理中湯方
黃耆二兩 桂心二兩 丹參四兩一作人參 桔梗三兩 乾薑三兩 五味子
三兩 茯苓三兩 甘草三兩炙 杏人四兩去皮尖雙人熬○案皮尖雙人熬三字據宋本
此字本補 芎藭二兩
右十味切以水九升煮取三升絞去滓溫分三服忌海
藻菘菜猪肉生葱大苦酢
療上焦冷下痢腹內不安食好注下黃連丸方
黃連八兩 乾薑四兩 檗皮三兩 烏梅肉八兩○案烏舊為烏之誤 附子四兩

炮桂心一兩 芎藭三兩 黄蘗三兩 阿膠四兩炙

右九味末之白蜜和為丸如梧子大飲下二十丸加至三十丸忌猪肉冷水生葱等

療上焦閉塞乾嘔嘔而不出熱少冷多好吐白沫清涎吞酸厚朴湯方

厚朴四兩炙 吳茱萸五合 人參三兩 茯苓四兩 桔梗三兩 生薑八兩

玄參三兩 芎藭四兩 白术四兩 附子三兩 橘皮三兩去赤脈

右十一味切以水九升煮取三升绞去滓分三服忌猪肉桃李雀肉大酢外臺卷六第二十九至三十

中焦

論曰中焦如漚漚（原作漚據宋本與寧本改）者在胃中如嘔也◎案嘔起於胃中管

在上焦之後此受氣泌糟粕蒸津液化其精微上注於肺

脈乃化而為血奉以養生身莫貴於此故獨得行於經隧

名曰榮氣主足陽明陽明別名豐隆在外踝上去踝八寸

別走太陰絡諸經之脈上下絡太倉主熟五穀不吐不下

實則生熱熱則悶塞不通上下隔絕虛則生寒寒則洞泄

便痢霍亂主脾胃之病夫血與氣異形而同類衛是精氣

榮是神氣故血與氣異形而同類焉奪血無汗（此是奪神氣）

汗無血（此是精氣）故人有一死而無載生也◎案載原作再據宋本與寧本改

猶精神之氣陽絕也若虛則補於胃實則瀉於脾調其中

急

和其源萬不遺一也

療中焦實熱閉塞上下不通隔絶關格不吐不下腹滿彭

乙喘急大黃瀉熱開關格通隔絶湯方

大黃三兩切以水一升五合別漬○案原脫以至合六字據宋本巠寧本補 黃芩三兩

澤瀉三兩 升麻三兩 羚羊角四兩 梔子人四兩 生地黃汁一升

生玄參八兩○案原脫生字據宋本巠寧本補 芒消三兩

右九味切以水七升先煮七味取二升三合下大黃更

益數沸去大黃滓○案原脫大黃二字據宋本巠寧本補下消分三服

忌蕪荑 外臺卷六葉二十九至三十 右論并方並未著卷數

療中焦虛寒四肢不可舉動多汗洞痢方

灸大橫隨年壯大橫俠臍傍行相去兩邊各兩寸五

分外某卷六葉三十下右方原出千金云刪繁同

下焦

論曰下焦如瀆瀆者如溝水決泄也起胃下管別迴腸注於膀胱而滲入焉故水穀常并居於胃中成糟粕而俱下於大腸主足陽明灌滲津液合膀胱主出不主入別於清濁主肝腎之病也若實則大小便不通利氣逆不續嘔吐不禁故曰走哺若虛則大小便不止津液氣絕人飲酒亦入胃穀未熟而小便獨先下者何也蓋酒者熟穀之液也其氣悍以滑故後穀入而先穀出也所以熱則泄於肝寒則補於腎

療下焦熱大小便俱不通柴胡通塞湯方

柴胡三兩 黃芩三兩 橘皮三兩 澤瀉三兩 梔子人四兩 石膏六兩碎○案原脫碎字據外臺本補 羚羊角三兩炙 生地黃一升切○案原脫切字據外臺本補 芒消三兩 香豉一升綿裹○案原脫綿裹二字據外臺本補

右十味切以水一斗煮九味取三升去滓下芒消分三服忌蕪荑

療下焦熱氣逆不續吐嘔不禁名曰走哺止嘔人參湯方

人參 生蘆根 梔子人 萎蕤 黃芩 知母 茯苓各三兩 白朮四兩 石膏八兩 橘皮四兩

右十味切以水九升煮取三升去滓分三服忌桃李雀

肉醋等

療吐哺不止或嘔噫熱氣衝心滿悶香豉湯方

香豉一升，熬，別裹。○案原脫熬別裹三字，據醫寧本補。生地黃一升，切。○案原脫切字，據醫寧本補。白朮三兩　甘草二兩，炙　竹葉切，一升。○案原脫切字，據醫寧本補。石膏八兩　茯苓三兩　蔥白一升

右八味，切，以水七升，煮取二升五合，去滓，分三服，須利下。芒消三兩。○案芒上原衍加字，據醫寧本刪。忌蕪荑、海藻、菘菜、桃李、雀肉、酢物等

療下焦熱毒痢血如雞鴨肝，不止，升麻湯方

升麻三兩　犀角三兩，屑　地榆四兩，炙　絳草三兩　蘘荷根四兩　黃芩

三兩。巴薤根切一升 桔梗三兩 梔子人三七枚

右九物切以水九升煮取三升去滓分三服忌豬肉外臺卷六葉三十二至三十三

療下焦熱或痢下膿血煩悶恍惚赤石脂湯方

赤石脂八兩 烏梅肉二十枚去核乃集驗脫去核二字據外臺本補 梔子人十四枚 白术三兩 乾薑二兩 廩米一升 升麻三兩

右七味切以水一斗煮米取熟去米取七升下諸藥煮取二升五合去滓分三服忌桃李雀肉等

療下焦熱毒痢魚腦雜痢鮮血臍下少腹絞痛不可忍欲痢不出香湯方

香豉一升熬 口案原脫熬字據巡寧本補 梔子四兩 薤切一升 口案原脫切字據巡寧本補

黃連三兩 黃蘗三兩 黃芩四兩 地榆四兩 白术三兩 薤根三兩

右九味切，以水一斗煮取三升，分三服。忌豬肉、冷水、桃

李、雀肉等。外臺卷六、葉三十三至三十四 右二方原出千金云刪繁同

療下焦虛寒大便洞泄不止蘗皮湯止痢方

黃蘗三兩 黃連五兩 人參三兩 茯苓四兩 厚朴四兩炙 艾葉一升

地榆三兩炙 櫸皮四兩炙 阿膠三兩

右九味切，以水一斗煮取三升，去滓，下膠煎取二升，分

三服。忌豬肉、冷水、醋等。

療下焦虛寒津液不止氣欲絶人參續氣湯方

療下焦虛寒洩方 人參 桔梗 蜀椒汗 茯苓 烏梅皮 麥門冬去心 黃耆 芎藭 乾薑各三兩 白朮四兩 厚朴炙四兩 桂心二兩 吳茱萸三兩

右十二味，切，以水一斗二升，煮取三升，去滓，分三服。忌桃李雀肉生葱醋物。

療下焦虛寒，損腹中瘀血，令人喜忘，不欲聞人聲，胸中氣塞而短氣，茯苓丸方

茯苓八分 甘草七分炙 杏人五十枚熬令黃皮尖日案草 脫熬至尖六字據□□本補 人參七分 厚朴五分炙 乾薑七分 黃耆六分 桂心四分 當歸八分 芎藭五分 乾地黃八分

右十一味擣篩下蜜和爲丸如梧子初服二十丸加至三十丸日再服清白飲進之忌海藻菘菜生葱酢物蕪荑等

療下焦虛寒損或先見血後便轉此爲遠血○案原作近血據證類本汶或利或不利伏龍肝湯方

伏龍肝五合 甘草炙二兩 乾薑二兩 黃蘗五兩 黃蘗五兩 黃芩二兩

牛膝根二兩 檞脉二兩炙○案原脫脉字據證類本補 燒頭髮屑二合

阿膠二兩

右九味切以水七升煮取三升去滓下阿膠更煎取膠烊下髮屑分三服已忌海藻菘菜外臺卷六葉三十四至三十六

療三焦虛損或上下發泄吐唾血皆從三焦因起或熱損發或虛寒損發或因勞發或因酒發當歸湯方

當歸三兩 白芍藥四兩 羚羊角三兩 伏龍肝一丸如雞子口案原脫如雞子三字據醫寧本補 黃芩二兩 乾地黃二兩 白朮四兩 青竹皮一升 柏枝炙三兩 小薊三兩 阿膠炙三兩 乾薑二兩 甘草二兩 蒲黃五合 亂髮一丸如雞子燒灰口案原脫如雞子三字據醫寧本補

右十五味切以水一斗二升煮十二味取三升五合去滓下阿膠並取膠烊下髮灰蒲黃分三服忌海藻菘菜蕪荑桃李雀肉等外臺卷六葉三十五至三十六 右方原出千金云刪繁同

療胃虛苦饑寒痛人參補虛湯方

人參 當歸 茯苓 桔梗 芎藭 橘皮 厚朴

炙各三兩 桂心 甘草炙各二兩 白朮五兩 吳茱萸二兩 大麥蘗一升炒

右十二味切以水一斗二升煮取三升去滓分三服忌

海藻菘菜桃李雀肉生葱豬肉酢等物○案此方原出第十一卷中

白朮八味等散方與前療同

白朮 厚朴炙 人參 吳茱萸 麥蘗炒 茯苓 芎

藭 橘皮各三兩

右藥擣篩為散食前服方寸匕煖酒進之隨性服忌桃

李雀肉大酢外臺卷八葉三十六至三十七

膽熱

療膽腑實熱精神不守瀉熱梔子煎方

梔子二十一枚 甘竹茹二兩熬〇案茹疑當本作茹二原作一據疑當本改 香豉六合熬綿裹 大青一 橘皮二兩去脈各 赤蜜三合

右六味細切以水六升煮取一升七合去滓下蜜更微火上煎兩三沸分再服外臺卷十六葉五

痢

療中焦熱水穀下痢藍青丸方

藍青汁三升 黃連八兩 黃檗四兩 阿膠五兩炙〇案原脫炙字據疑當本補

白朮 地榆 地膚子 烏梅肉各二兩熬〇案原脫熬字據疑當本補

右八味擣篩為散用藍汁和微火上煎取可為丸七丸
杏子清白飲進三丸。案子下原有大字並脫清白二字據幽齋本刪補亦不得
停留忌豬肉冷水桃李雀肉等。案原脫亦至等十五字據幽寧本補 外臺卷
二十五葉三上

療下焦冷不調累下赤白痢香豉湯方

香豉一升熬綿裹。案原脫熬綿裹二字據幽寧本補 白朮六兩 薤白切一升

蜀椒二兩

~~療下焦冷熱不調累下赤白痢香豉湯方~~
右四味切以水七升煮取二升半分為三服忌桃李雀
肉等。案原脫忌至等六字據幽寧本補 外臺卷二十五葉十七下

療下焦熱或痢下膿血煩痛痞悶或不出。案原脫煩至出七字據宋本

延壽本補赤石脂湯方

赤石脂八兩 烏梅二十枚去核 梔子十四枚 白朮 蜀椒汗

升麻各三兩○案原脫升麻字據延壽本補 乾薑二兩 粟米一升

右八味切以水一斗二升煮米熟去滓取七升下諸藥

煮取五合服之忌桃李雀肉○案原脫忌至肉五字據延壽本補 外臺卷二十

五葉二十九上

霍亂入中篇

療霍亂洞泄不止臍上築築腎氣虛人參理中湯方

人參 乾薑 甘草炙各三兩 茯苓四兩 橘皮四兩 桂心三兩

黃耆二兩

右七味切以水九升煮取三升去滓分温三服忌海藻
菘菜生葱醋物

療中焦虚寒洞泄人參湯補虚泄方

人參三两 甘草二两炙 黄芩二两 當歸三两 茯苓四两 乾薑四两
厚朴四两炙 芎藭三两 粟米二升

右九味切以水一斗五升煮米取熟去米澄取七升下
諸藥煎取三升分三服忌海藻菘菜大酢等物

療中焦洞泄下痢或因霍亂後瀉黄白無度腹中虚痛黄
連湯方

金色黄連四两○案原脱金色二字據宋本此亭本補 黄蘗三两 當歸三两

厚朴三兩○案原作二兩據宋本改酸石榴皮四兩○案原脫酸字據宋本延寧本補

乾薑三兩地榆四兩阿膠四兩

右八味切以水九升煮取三升去滓下阿膠更煎取烊

分三服忌豬肉冷水外臺卷六葉九

删繁方卷五

療肺偏損胸中應肺偏痛唾血氣欬款冬花散方

款冬花 當歸各六分 桂心 芎藭 五味子 附子炮各七分 細辛 貝母各四分 乾薑 乾地黃各八分 甘草炙 杏人去尖皮各五分 紫菀三分

右十四味擣篩為散清酒服方寸匕日二服忌生葱生菜桃李雀肉海藻菘菜猪肉蕪荑 外臺卷九第三十七

療肺熱氣上欬息奔喘橘皮湯方

橘皮 杏人四兩去尖皮 紫胡 麻黃去節各三兩 乾蘇葉二兩

母薑四兩，去尖 石膏八兩

右七味，切，以水九升，先煮麻黄兩沸，除沫，下諸藥，煮取三升，去滓，分三服。不差頻以兩劑。○案：頻以兩劑，原作再服，據熙寧本改

外臺卷十葉四至五

療癖羸瘠膏髓酒方

猪肪膏三升 牛髓二兩 油五升 薑汁三升 生地黄汁三升 當歸四分 蜀椒四分，汗 吴茱萸五合 桂心五分 人參五分 五味子六分，案：原作七分，據宋本、熙寧本改 芎藭五分 乾地黄七分 遠志皮五分

右十四味，切，擣九味三篩為散。○案：三篩，原作下擣，據宋本、熙寧本改 取膏

枸

髓等五種汁加水一斗同汁並取水并藥汁俱盡但餘膏在停小冷下散攪令調火上煎三上三下燥器貯之冷為餅方寸匕以清酒一升煖下膏取服之晝夜兩服夜一服非但療癖亦主百病忌生葱蕪荑

杞枸子散方

枸杞子（不限多少夏採五升赤者□案原脫不至者十字作五升二字據宋本熙寧本改補）乾薑（五兩）白朮（五兩）吳茱萸（一升）蜀椒（三合汗）橘皮（五兩）

右六味切擣五味三篩下為散取枸杞子燥器貯研暴如作米粉法七日暴之一暴一研取前藥散和之又研隨飲酒食等即便服一方寸匕和酒食進之如此能

三年服非但療百病亦長陽氣忌桃李雀肉青魚鮓等

口棗原脫忌至等九字據宋本 熙亭本補

外臺卷十二葉七至八

删繁方卷六

瘧

療心瘧令人煩心甚欲得清水多寒少熱者常山湯方

常山四兩 淡竹葉切二升 梔子人三七枚擘 石膏五兩碎綿裹 烏梅三七枚擘 鼈甲炙四兩 甘草炙一兩 香豉一升綿裹 蜀漆三兩

右九味以水九升煮取三升分溫三服忌生葱生菜菘菜人莧海藻

療肺熱痰聚胷中來去不定轉為瘧其狀令人心寒甚即發熱熱間善驚如有所見常山湯方

常山三兩 秫米三百粒 甘草二分炙

右三味切以水七升煮取三升分三服至發時令三服盡忌生葱生菜海藻菘菜等外臺卷五葉十二至十三右二方原出千金云删繁同

療胃癉者令人善飢而不能食四肢脹滿氣喘藜蘆丸方

藜蘆一兩 皂莢一兩去皮子 常山一兩 巴豆三十枚去皮熬 牛膝一兩

右五味熬藜蘆皂莢色令黃合擣為末蜜丸如小豆早服一丸未發前一丸正發一丸一日勿食飲忌野猪肉蘆筍生葱生菜貍肉等外臺卷五葉十三

肺虛寒

療肺虛寒癘風所傷聲音嘶塞氣息喘憊欬唾酥蜜膏酒

止氣欬通聲方

酥　崖蜜　飴糖　生薑汁　生百部汁　大棗肉研為脂　杏人熬去皮尖研為脂各一升○案原脫熬字及研至升六字並據延寧本補　柑皮五具末

右八味合和微火煎常攪三上三下約一炊久薑汁并百部汁各減半停下溫清酒一升服方寸匕細細嚥之日三夜一外臺卷十葉七下

鬼擊

倉公散方

特生礜石燒半日研　皂莢炙去皮子　雄黃研　藜蘆熬

右四味等分擣為末主療卒鬼擊鬼排鬼刾心腹痛下

血便死不知人及卧魘齧脚踵不覺者諸惡毒氣病取

前散大豆許以管吹入鼻中得嚏則氣通便活若未嚏

復更吹之得嚏為度此藥能起死人方 ○案原脱方字據幽寧本補

漢文帝太倉令以淳于意方 ○案方原作以字據幽寧本改 此以療如

前源 ○案源原作方源原作病據幽寧本改 腸餘方所用諸疾別 ○案所 至别五

字原作若別疾三字據幽寧本改 不若玉壺等方 ○案壺下原有丸字 方字原作法字據幽

本段外臺卷二十八葉十六至十七上

五絕

療五絕死方

一曰自縊二曰牆壁所迮三曰溺水四曰魘魅五曰

産乳皆取半夏一兩搗篩吹一大豆許內鼻孔中即活心下溫一日者亦可活 外臺卷二十八葉四十一右方未本卷數

刪繁方卷七

五藏勞論

論曰夫五藏勞者其源從藏腑起也鼓生死之浮沈動百病之虛實厥陰陽逆腠理皆因勞瘠而生故曰五藏勞也

肝勞論

論曰凡肝勞病者補心氣以益之心王則感於肝矣人逆春氣則足少陽不生而肝氣內變順之則生逆之則死順之則治逆之則亂反順為逆是謂關格病則生矣所以肝恐不止則傷精精傷則面離色目青盲而無所見毛悴色夭死於秋外臺卷十六葉一

療肝勞實熱悶怒精神不守恐畏不能獨卧目視無明氣逆上不下胷中滿塞半夏下氣消悶明目吐熱湯方

半夏洗破 生薑各八兩 麻黃去節 芍藥 杜衡 枳實炙

細辛 杏人去皮尖碎 烏梅擘各三兩 松蘿二兩 淡竹葉切一升

右〻為三服忌羊肉餳生菜外臺卷十六葉一至二

療肝勞虛熱兩目為赤閉塞不開煩悶宛轉熱氣胷裏炎炎前胡瀉肝除熱湯方

前胡 乾薑 大青 細辛 秦皮 決明子 梔子人 子芩各一兩 淡竹葉切一升本无一升二字 口案照寫 車前子切一升 石膏八兩碎綿裹

右十一味切以水一斗煮取三升去滓平旦分為三服
須利加芒消三兩忌生菜
療肝勞熱悶關格不通精神不守氣逆上背熱炎炎不止
柴胡下熱湯方
柴胡 黃芩 澤瀉 升麻 芒消各三兩 玄參六兩
淡竹葉切生地黃切各一升 乾薑二兩
右九味切以水九升煮取三升去滓下芒消平旦分三
服忌蕪荑
療肝勞虛熱恐畏不安精神不守悶怒不能獨臥感激惆悵
志氣錯越不得安守茯苓安肝定精神丸方

茯苓 遠志去心 防風 人參 柏子人熬各五分 枳實七分

牡蠣熬 大棗肉各八分 甘草四分炙

右九味擣篩白蜜和為丸如梧子初服二十丸加至三

十丸不度堠清白飲進之日再服忌海藻菘菜大酢

鶣鵲療勞邪氣熱眼赤方○案鶣原作扁據宋本改

灸當眉百壯兩邊各尔當眉在眼小眥近後在耳之

前當主人三陽三陰之會處以手按之有上下行脉

則是與耳相對 外臺卷十六葉二至三

療肝勞虛寒脇急欬唾憂恚內傷面離色目青盲硫黃丸方

硫黃 乾薑 吳茱萸 人參 當歸 防風各七分

礜石泥裹燒半日 烏頭各八分炮 桂心 天雄炮□案炮原作抱據醫心方改

甘草炙各六分 蜀椒汗 皂莢炙去皮子 枳實炙各五分 細辛 甘菊

花各四分

右十六味，擣篩，白蜜和為丸，如梧子。初服二十丸，漸至

三十丸，日再，溫清酒進之。忌豬肉、冷水、生蔥、生菜、海藻、

菘菜。

肝勞虛寒，關格勞澀，閉塞不通，毛悴色夭，豬膏酒方

豬膏二升□案原作七升據醫心方改 生薑汁二升

右二味，微火煎取三升，下酒五升，和，分為三服。

療肝氣虛寒，眼青盲，䀮䀮不見物，真珠散方

真珠四分研　白蜜二合　鯉魚膽一枚

右三味和合微火上煎兩沸綿裹內眼中眼汁當自出

藥歇更爲之本方又有鯉魚膽一枚

療肝虛寒勞損口苦骨節疼痛筋攣縮煩悶虎骨酒補勞

損骨節疼痛方

虎骨一升炙取令焦黃碎如雀頭　乾薑　芎藭　地骨皮各四兩　白

朮　豬椒根　五加皮　枳實炙各五兩　丹參八兩　乾地黃

七兩

右十味㕮咀以絹澄○案澄原作囊據此常本改貯清酒四升漬四

宿初服六七合加至一升日再服忌蕪荑桃李雀肉等

外臺卷十六 葉三至四

心勞論 并方

論曰凡心勞病者補脾氣以益之脾王則感於心矣人逆夏氣則手太陽不長心氣內洞 ○案洞原作消據宋本巠章本改 順之則生逆之則死順之則治逆之則亂反順為逆是謂關格病則生矣心生竅 ○案生原作主據宋本巠章本改 竅主耳耳枯燥而鳴不能聽遠毛悴色夭死於冬 外臺卷十六葉十二下

療心勞實熱好笑無度自喜四肢煩熱麻黃止煩下氣湯方

麻黃去節 梔子人 茯苓 子芩 白术各三兩 石膏八兩

碎綿棗桂心二兩芒消三兩生地黃切一升大棗二十枚○案二原作三據宋本改雞子二枚甘草一兩赤小豆二合

右十三味切以水一斗五升和下雞子白攪調去沫下諸藥煮取二升五合去滓下竹瀝芒消煎一沸分為三服忌生葱酢物桃李雀肉海藻菘菜等前無竹瀝後去下竹瀝恐有之○案後去原作復字之原作失字據宋本巡字本改

療心勞熱口為生瘡大便苦難○案原脫苦字據宋本巡字本改閉塞不通心滿痛少腹熱○案少原作小據宋本改大黃泄熱湯方

大黃　澤瀉　黃芩　梔子人　芒消各二兩○案二宋本作三

桂心二兩　大棗二十一枚擘○案原作三十枚據宋本巡字本改又原脫擘字據巡字本補又宋

本此下有通草二兩惟幽寧本亦無且下有九味之語故從原書石膏八兩碎綿裹 甘草一兩炙

右九味切以水九升先取一升水別漬大黃一宿以餘八升煮諸藥取二升五合去滓下大黃更煮兩沸去大黃滓下芒消分為三服忌海藻菘菜

療心勞熱傷心有長蟲名蠱長一尺周心為病雷丸方丸

雷丸熬 橘皮 石蠶炙 桃皮炙各五分 狼牙六分 貫眾二枚熬 吳熬 青葙子 蜀漆各四分 殭蠶三七枚熬 茱萸根皮七分 亂髮如雞子大燒末

右十二味並切擣篩白蜜和為丸如梧子清白飲一服

七九不覺更加至二七九爲度日再

療心勞熱心主竅竅主耳耳枯焦而鳴不能聽遠磁石湯

方

磁石五兩碎綿裹 茯苓 大青 人參 白术 昌蒲 案○昌原作菖據宋本改 芍藥各三兩 竹葉切一升 赤石脂二兩綿裹

右九味切以水九升煮取二升五合去滓分爲三服忌羊肉餳酢物桃李雀肉等 本方無芍藥○行準案本方疑一方之誤

療心勞熱不止肉毛焦色無潤口赤乾燥心悶麥门冬飲

方

生麥门冬一升去心 陳粟米一升 雞子二七枚取白 淡竹葉切三升

右四味先以水一斗八升煮粟米竹葉取九升去滓澄清接取七升沿下雞子白攪五百轉去上白沫下麥门冬煮取三升去滓分三服 外台卷十六葉十二至十四

脾勞論并方

論曰凡脾勞病者補肺氣以益之肺王則感脾是以聖人春夏養陽秋冬養陰以順其根矣肝心為陽脾肺腎為陰一云太陰陽明為根逆其根則伐其本陰陽四時者萬物之始終也 外臺卷十六葉十八下

療脾勞熱身體眼目口唇悉痿黃舌本強直不能得咽唾

生地黃煎方

生地黃汁三升　赤蜜　石膏各一升碎綿裹　升麻　射干

子芩各二兩　生玄參八兩　梔子人　葳蕤各四兩○案蕤原作蕤據宋本

改　甘草二兩炙

右十味切以水七升先煮石膏等取二升去滓下生地黃汁更煎取四升綿挒分為四服若須利泄加芒消三兩分為三服餘一服停下芒消留晚若熱不止更進服之得利泄以後一服也忌海藻菘菜蕪荑

療脾勞熱有白蟲長一寸在脾為病令人好嘔胃中塞嘔而不出前胡吐熱湯方

前胡　白术　赤茯苓　枳實炙　細辛　旋復花

龍膽 杏人去尖皮雙人 常山 松蘿各三两 竹葉切一升

右十二味切以水一斗煮取三升去滓分為三服若腹中熱滿加芒消山梔子人黄芩各三两苦參二两加水二升忌醋物桃李雀肉生葱生菜

療脾勞熱有白蟲在脾中為病令人好嘔茱萸根下蟲酒方

東行茱萸根大者一尺 大麻子八升 橘皮二两切

右三味㕮咀茱萸根擣麻子並和以酒一斗漬一宿微火上薄煖之三上三下絞去滓旦平空腹為一服取蟲出便下出或死或半爛或下黄汁凡作藥法禁聲勿語道

作藥出便下驗 外臺卷十六葉十八至二十上

療脾勞實熱四肢不用五藏乖反脹滿肩息氣急不安承

氣泄實熱半夏湯方

半夏洗 宿薑各八兩 橘皮 芍藥各八兩 茯苓 白朮

杏人各三兩去皮尖兩人研 大棗二十枚擘 竹葉切一升

右九味切以水一斗煮取三斗去滓分為三服忌羊肉

餳大酢桃李雀肉等 外臺卷十六葉二十上右 方原出千金云删繁同

療脾勞虛損消瘦四肢不舉毛悴色夭牛髓補虛寒丸方

牛髓 鹿髓 羊髓 白蜜 酥 棗肉研為脂各一升

人參四兩 生地黃十斤切酒二升漬三宿出暴還內酒中取盡暴乾 桂心 茯

参各四分　乾姜　白术　芎䓖各五分　甘草六分

右十四味捣筛内五脏中微火煎搅可为丸如梧子初服三十丸加至四十丸为剂日再服温清酒进之忌海藻菘菜生葱芜荑桃李雀肉酢随六字恐误并酥寒石五物尔

疗脾虚劳不饮食不消劳倦气胀噫满忧恚不解人参消食八味等散方

人参　茯苓　陈麦曲熬　麦蘖熬　白术　吴茱萸

厚朴炙　槟榔人炙各八分合子用

右药捣筛为散食后服方寸匕日再服清酒进之忌酢物桃李雀肉等外台卷十六叶二十五二十一

療脾虚寒勞損氣脹噫滿食不下通噫消食方

猪膏三升　宿薑汁五升　吴茱萸一升　白术一斤

擣茱萸等二物為散内薑汁膏中煎取六升溫酒進方

寸匕日再服 醫心方卷六治脾病方第十二葉十七○案外臺卷十六葉二十引千金云删繁同

肺勞論并方

論曰凡肺勞病者補腎氣以益之腎王則感於肺矣人逆秋氣則手太陰不收肺氣焦滿順之則生逆之則死順之則治逆之則亂反順為逆是謂關格病則生矣 外臺卷十六葉三十二上

療肺勞實熱○案醫方本无熱字氣喘息鼻張面目苦腫麻黄引氣

湯方

麻黄去節 杏人去皮尖兩人 生薑 半夏洗各五兩 石膏八兩碎綿裹

白前 細 桂心各一兩 竹葉切一升 橘皮一升 乾紫蘇四兩

〇案原脫四兩二字據宋本暨辛本補

右十一味切以水一斗煮取三升去滓分為三服忌羊肉餳生葱生菜

療肺勞熱損肺生蟲形如蠶在肺為病令人欬逆氣喘或為憂膈氣膈恚膈寒膈熱膈皆從勞氣所生名曰膏肓鍼灸不著麥門冬五膈下氣丸方

麥門冬十分去心 椒汗四分 遠志皮 附子炮 細辛各六分

甘草炙十分 乾薑 桂心 人參 百部 白朮
黄耆各五分 杏人四十枚熬去皮尖兩人者
右十三味擣篩以白蜜和為丸如彈子大將一丸內牙
齒間含稍稍咽其汁忌猪肉海藻菘菜生葱桃李雀肉
等
療肺勞熱生肺蟲在肺為病桑根白皮煎方○案原作桑白皮根煎方據宋本並享李改
桑根東引白皮切一升 狼牙三兩 東行茱萸根皮五兩
右三味切以酒三升煮取一升平旦服之良
療肺熱不問冬夏老少頭生白屑搔之痒起者然肺為五

藏之蓋其勞損傷肺氣衝頭頂致使頭皮白屑搔之而起

人多患此皆從肺來也 呼為頭風也 沐頭湯方

大麻人三升 秦椒二兩 皂莢屑五兩

右三味熟研內米泔汁中一宿漬去滓木匕攪之 日塗 木匕

原作米泔擂汞 本遍寧本改 三五百遍取勞乃用沐髮燥亂訖別用

皂莢湯洗之通理然後傅膏

療頭風頭中癢搔之白屑起五香膏方

藿香 甘松香 甲香炙 雞舌香 附子炮 續斷

烏喙炮 各五分 澤蘭 防風 細辛 白朮 各四分 白芷

松葉 莽草 各七分 柏葉 八分 炙 大皂莢 二寸 炙 甘草 三分 炙

猪膏四升

右十八味㕮咀綿裹以苦酒二升漬一宿用膏煎之取
附子黃爲度去滓準前沐頭了將膏傅用手指頭皮令
膏翁翁著皮非唯白屑差亦能長髮光黑滋潤外臺卷十六葉
二十二至三十四上

療脾虛勞寒腹脹彭彭氣急小便數少厚朴湯方
厚朴四兩炙 枳實炙 桂心 橘皮 大黃各三兩 甘草二兩
炙 五加皮 生薑各五兩 大棗二十枚擘
右九味切以水一斗二升煑取三升去滓分溫三服忌
海藻菘菜生菜

療腎虛勞冷損則腰背苦痛難以俛仰短氣唾如膿生薑

溫中下氣湯方

生薑一斤 大棗三十枚 杜仲皮五兩 萆薢 桂心各四兩 白朮五兩 甘草炙 附子炮三兩

右八味切以水九升煮取三升去滓分溫三服忌豬肉海藻菘菜生葱桃李雀肉等外臺卷十六葉三十四

療腎虛勞損腹中雷鳴切痛背膂逆滿氣喘附子湯方

附子炮 甘草炙各二兩 乾薑 半夏洗破各四兩 大棗二十枚擘去皮 茯白朮三兩 倉米半升

右七味切以水一斗煮取三升去滓分為三服忌豬羊

肉餳海藻粘菜桃李雀肉等

建中湯療肺虛損不足補氣方

黃耆 芍藥各三兩 甘草炙二兩 桂心三兩 生薑六兩 半夏五兩洗 大棗十二枚擘 飴糖十兩

右八味切以水八升煮取三升分為三服忌羊肉餳海藻菘菜生葱

療肺虛勞損致腸中生痔名曰腸痔肛門邊有核痛寒熱得之好挺出良久乃縮而生瘡猪懸蹄青龍五生膏方

猪後懸蹄三枚炙黃 生梧桐白皮四兩 生桑根白皮 龍膽 雄黃研各五分 蛇蛻皮五寸炙〇案寸原作十據宋本改 生青竹皮六分 露

蜂房炙 蜀椒各三分汗 猬皮燒 附子炮各四分 生柏皮炙七分

杏人三十枚去皮尖

右十三味細切綿裹以苦酒二升半淹漬一宿於火上炙燥擣篩以豬膏三升和微火上煎如薄糖傅瘡并酒服如棗大外臺卷十六葉三十四至三十五下

髓勞論并方

論曰凡髓勞病者補肝氣以益之肝王則感於髓矣人逆冬氣則足少陰不藏腎氣沈濁順之則生逆之則死順之則治逆之則亂反順為逆是謂關格病則生矣外臺卷十六葉三十八

療腎勞實熱少腹脹滿小便黃赤末有餘瀝數而少莖中

痛陰囊生瘡梔子湯方

梔子三兩 子芩四兩 石膏五兩，碎，綿裹 淡竹葉切 生地黃切

榆白皮各一升 芍藥 通草 石韋去毛，各三兩 滑石八兩，碎，綿裹

右十味，切，以水一斗，煮取三升，絞去滓，分為三服，忌蕪

荑。外臺卷十六葉三十八下

療腎虛勞寒，關格塞，腰背強直，飲食減少，日月氣力羸，人

參補腎湯

人參 甘草炙 桂心 橘皮 茯苓各三兩 杜仲 白

朮各四兩 生各四兩 生薑五兩 羊腎一具，去脂，四破 豬腎一具，去脂，四破

薤白切，一升

右十一味切以水三斗煮取六升去滓分為六服日四
夜二服覆頭眠忌海藻菘菜生葱酢物桃李雀肉等
療腎虛寒損耳鳴好唾欠呿委頓羊腎補腎湯方
羊腎一具細切 磁石碎綿裹 白术各八兩 黄耆 茯苓 乾薑各
四兩 桂心三兩
右七味切以水三斗煮取七升絞去滓分服一升日四
服夜三服燥器貯之六月減水忌生葱桃李雀肉酢等
物外臺卷十六葉三十九右方出第八卷中
療勞熱四肢腫急少腹滿痛顏色黑黄關格不通鼈甲湯
方

鱉甲炙 麻黃去節 升麻 前胡 羚羊角屑各三兩 桑根白皮五兩 薤白切一升 香豉一升熬綿裹 黃芩三兩

右九味切，以水一斗煮取三升，去滓，分為三服。忌莧菜

外臺卷十六葉四十
右方原出第八卷中

療腎勞熱陰囊生瘡麻黃根粉方

麻黃根三兩 石硫黃三兩研 米粉五合

右三味擣下篩，合研，安絮如常用法，撲瘡上，粉濕更撲之

外臺卷十六葉四十
右方原出千金云刪繁同

療腎熱四肢腫急，有蟯蟲如果中蟲，生在腎，為之病，貫眾散方

以痔病门当入脚病门

貫衆大者三枚切熬 乾漆三兩熬 吳茱萸五十粒 蕪荑熬 胡粉熬

槐皮四分燒灰 杏人四十枚去尖皮熬研

右七味擣篩和胡粉研平旦以井花水調服方寸匕 外臺

卷十六葉四十右
方原出第八卷中

痔

療五痔桃葉蒸痔方

桃葉一斛細糠 胡麻各一斗熬

右三味合為一家蒸之取細糠熟為度內小口甕中將

肛門坐桃葉○葉照寧本无葉字 氣熏入肛門虫出當死 外臺卷二十六

葉四右
方原出第七卷中

療五痔有氣痔溫寒濕勞即發蛇蛻皮主之牡痔生肉如鼠乳在孔中頰見外妨於更衣鼈甲主之牡痔〇案原作牝痔據醫寊本改從孔中起外腫五六日自潰出膿血猬皮主之〇案猬原作蝟據醫寊本改腸痔更衣挺出久乃縮牡猪左懸蹄甲主之脉痔更衣出清血蜂房主之方

右所主藥皆下篩等分隨病倍其所主藥為三分旦早以井花水服方寸匕病甚者旦暮服之亦可至四五服忌從食猪肉生魚菜瘥〇案原脫忌至室十字據宋本醫寊本補唯得食乾白肉病差之後百日乃通房內〇案通原作近房室據宋本醫寊本改內原作室據醫寊本改

又用藥內下部有瘜肉中無

療肉孔中 外臺卷二十六葉三至四

右方巢見集驗云刪繁同

療肺虛勞寒損至腸中生痔名曰腸痔肛门邊有核痛寒熱得之好挺出良久乃縮而瘡生猪懸蹄青龍五生膏方

猪懸蹄甲炙三枚 生梧桐白皮四兩 生龍膽五分 生桑白皮五分 蛇蛻皮五分 雄黃五分 生青竹皮六分 生柏皮七分炙 露蜂房炙 蜀椒汗各三分 蝟皮 附子炮各四分 杏人二十枚去皮

右十三味細切綿裹以苦酒二升浸一宿於火上炙燥擣篩以猪脂三升和微火煎之為膏塗痔傅并酒服如棗核 外臺卷二十六葉九〇 案大觀本草圖經引此方文較略錄於下

療腸中生痔肛门邊有核者猪懸蹄青龍五生膏中用

之行準案須用生梧桐皮也其音傅瘡并酒服之大觀本草卷十四梧桐條葉廿六下

療痔猬皮丸方○案猬原作蝟據照寧本改下同

槐子三兩 附子炮二兩 當歸二兩 連翹二兩 乾地黃五兩 乾姜二兩

礬二兩燒令汁盡 續斷 黃耆各一兩 猬皮一具炙細切熬令焦

右十味擣篩蜜丸飲服十五丸如梧子日再加至三十丸

六主瘻六字據照寧本改○案亦下原有可常用大驗忌猪肉冷水○案原脫

忌至水五字據照寧本補外臺卷二十六葉十右方原出集驗

婦人

療女人懷姙胎動不安葱豉安胎湯方

香豉一升熬 葱白一升切 阿膠二兩炙

右三味切以水三升煮二物取一升去滓下阿膠更煎

膠烊服一日一夕可服三四劑 外臺卷三十三葉二十五至二十六

療婦人懷胎數落而不結實或寒冷熱百病之源黃耆散

方

黃耆 吳茱萸 乾薑 人參 甘草炙 芎藭

白朮 當歸 乾地黃各二兩

右九味擣散清酒服一匕半日再服加至兩匕為劑忌

海藻菘菜蕪荑桃李雀肉等 外臺卷三十三葉四十上

療逆產難產數日不出者方

取桃人中破書一片作可字一片作出字還合吞之

療逆產方

取車肚中舊膏畫臍下及掌心

療逆產胞衣不出方

取竈屋上墨塵酒服之 外臺卷三十三葉六十五至六十六

療或半生胎不下或子死腹中或半著脊及在草不產血氣上盪心母面無顏色氣欲絕方

猪膏一升 白蜜一升 淳酒二升

右三味合煎取二升分再服不能隨所能服之 外臺卷三十三葉六十八 右方原出文仲云集刪繁同

療產婦勞虛或本來虛冷或產後血脈虛竭四肢羸弱飲

食減少血脉斷絶○案血脉原作経水據幽字本改斷血脉不通虛妄依
源○案依源原作文錯據幽字本改 澤蘭補虛丸方
澤蘭葉九分熬○案原脫熬字據幽字本補 石膏八分研 芎藭 甘草炙
當歸各七分 白芷 防風 白朮 藁本 蜀椒汗○案原
脫汗字據幽字本補 厚朴炙 乾薑 桂心 細辛各五分
右十四味擣篩蜜丸如梧桐子酒下二十丸至三十丸
日再忌海藻菘菜桃李雀肉生蔥等○案原脫海至等十一字作忌如常
法據幽字本改補 外臺卷三十四
葉二十二 右方未著卷數
療女子閇不開血聚腹中生肉癥聚聚如物此呼為癥瘕氣
藏寒寒不飲生地黄煎破血丸方

全漢三國六朝唐宋醫方 西夕室

生地黄汁一升 生牛膝汁一升 乾漆一斤半熬

右三味搗漆為散内地黄等汁中攪微火煎取堪為丸

止停攪丸如梧子一服三丸以酒服日再若覺腹内過

痛食後乃服之外臺卷三十四葉四十七至四十八右方未舉卷數

療婦人崩中泄血不斷淋瀝連年不絕黄瘦傷損芍藥散方

芍藥四分 牡蠣熬 乾地黄 白朮 乾薑 烏賊魚骨

附子炮 桂心 黄耆 龍骨各八分研

右十味搗散酒服方寸匕良外臺卷三十四葉五十右方未舉卷數

删繁方卷八

論　六極論

[redacted]曰夫六極者天氣通於肺地氣通於嗌風氣應於肝雷氣動於心穀素問作谷氣感於脾雨氣潤於腎六經為川腸胃為海九竅為水注之於氣所以竅應於五藏五藏邪傷則六腑生極故曰五藏六極也外臺卷十六葉七

筋極論并方

論曰凡筋極者主肝也肝應筋筋與肝合肝有病從筋生

又曰以春遇病為筋痹筋痹不已復感於邪內舍於肝陽氣入於內陰氣出於外凡陰氣外出出則虛虛則筋虛

筋虛則善悲色青蒼白見於眼下而傷寒則筋不能動十指爪皆痛數好轉筋其源以春甲乙日得之於傷風風在筋爲肝虛風也若陽氣內發發則實實則筋實筋實則善怒嗌乾傷熱則欬欬則脅下痛不能轉側又腳下滿痛故曰肝實風也然則因其輕而揚之因其重而減之因其衰而彰之審其陰陽以別柔剛陽病療陰陰病療陽善療病者病在皮毛肌膚筋脈而療之次療六腑若至五藏則半死半生矣扁鵲曰筋絕不治九日死何以知之手足爪甲青黑呼罵口不息筋應足厥陰足厥陰氣絕於筋則筋急縮引卵與舌足厥陰者肝脈也肝者筋之合也筋者聚於

陰氣而脈絡於舌本故脈不營則筋急筋急則引卵與舌

故脣青舌卷卵縮則筋先死庚篤辛死金勝木醫之拱手

也（外臺卷十六葉七至八）

療筋實極則好怒口乾燥好嗔身躁不定調筋止怒定氣

黃耆湯方

黃耆　芎藭　白柘皮無刺者各三兩　白朮　通草　芍藥各四兩　甘草炙　桂心各二兩　大棗四十枚擘去核　石膏八兩碎綿裹　竹葉切一升

右十一味切以水九升煮取三升去滓分為三服忌海藻菘菜生蔥桃李雀肉等

療筋实極則欬，欬則兩脅下縮痛，痛甚則不可動轉，橘皮通氣湯方

橘皮四兩　白术　石膏碎綿裹，各五兩　桂心　細辛　當歸　茯苓各三兩　香豉一升，綿裹別

右八味，切，以水九升，煮取三升，去滓，分爲三服。忌桃李、雀肉、生葱、生菜、酢物。外臺卷十六，葉八至九

療筋实極則兩脚下滿，滿而痛，不得遠行，脚心如割，筋斷折痛不可忍，丹參煮散方

丹參十二分　芎藭　杜仲　續斷　地骨皮各八分　通草　當歸　乾地黃　麥門冬去心　禹餘粮研　麻黃去節，各七分

甘草炙 桂心各五分 牛膝九分 生薑各切炒取焦搗 牡蠣各十分熬

朴硝六分

右十七味，擣下篩爲散，以絹袋子盛散二方寸匕，以井

華水二升煮，數動絹袋子，煮取一升，爲一服，日再煮之。

海藻菘菜生菜葱蕪荑

療筋實極，則手足爪甲或青或黃或黑烏黯，四肢筋急煩

滿，地黃煎方

生地黃汁三升 生葛汁一升 蜜清 生玄參汁一升 大黃二兩 梔子

人 升麻 黃芩 犀角屑各三兩 石膏五兩碎 芍藥四兩

右一十味，切，以水七升煮取二升，去滓，下地黃汁一兩

沸次下葛汁等並取三升分為三服日再忌蕪荑（外臺卷十）

六葉九至九十右二方原出千金云删繁同

瘧筋虛極則筋痺好悲思顏色蒼白四肢噓吸腳手拘攣伸動縮急腹中轉痛五加皮酒方

五加皮一斤　枳刺二升㕮咀炙　猪椒根皮　丹參各八兩　桂心

當歸　甘草炙各三兩　天雄炮　秦椒汗　白鮮皮　通草各四兩

芎藭　乾薑各五兩　薏苡人半升　大麻人三升熬研

右十五味㕮咀以絹袋盛（○案盛上原作囊據宋本改）貯酒四斗漬春夏四宿秋冬六七宿初服六七合稍稍加之以知為度

忌生葱猪肉冷水海藻菘菜

療肋虛極傷風爲風所傷入肋痛攣腰背不伸強直苦痛
或爲腳氣牛膝湯方
牛膝　防風　甘李根皮　丹參　前胡各四兩　石斛五兩　杜仲　秦艽　續斷　鱉甲炙各三兩　陳橘皮二兩　大麻人二升熬研
右十二味切以水一斗四升煮取五升去滓下麻人更煎取二升分三服忌莧菜 外臺卷十六葉十至十一
療肋虛實暴損絕極或因霍亂轉筋腹滿痛或因服藥吐利過度腳手虛轉腸胞轉痛人參湯方
人參　厚朴炙各二兩　蔥白一虎口　白朮四兩　蓼一把長三寸 ○案寸原作

升據宋本改

右五味切，以水五升煮取二升，去滓，分再服。忌桃李、雀肉等。○案：醫心方引删繁此方文有異，並錄於後

治筋虛實暴損絕極，或因霍亂轉動，腹滿並脅痛，或因服藥吐利過差，脚手虛轉，腹脅痛，人參湯方

人參二兩　厚朴二兩炙　葱白一虎口切　白朮四兩　蓼一把長三寸

五物切，以水五升煮取二升，去滓，分再服。醫心方卷六治筋病方第廿三，葉二十七

療肥轉筋急方

白朮　通草各四兩　梔子人　子芩　茯苓各二兩○集覽作三

兩擹宗本監宗本改榆白皮三兩香豉一升綿裹熬

右七味切以水七升煮取三升去滓分三服忌酢物桃李雀肉等一方無香豉外臺卷十六葉十一

案醫心方引删繁此方文有異並录如後

肥轉筋急方

白朮四兩香豉一升熬支子二兩榆白皮三兩子芩三兩通草二兩

伏苓二兩

七物切以水七升煮取三升去滓分三服醫心方卷六治筋痂方第廿三葉二十七

治轉筋霍亂後因而筋轉方

取絮巾若綿炙熿以縛筋上

治筋轉陰囊卵縮入腹〻中絞痛從接交極損所為方

取豚子一頭，杖撞卅六下，放於戶中，逐之使喘極，刺脇下取血一升，以酒一升共和飲之，若無酒，單血亦好，勿令冷凝也

治交接損縮卵筋攣急方

燒婦人月經衣服，方寸匕 醫心方卷六治筋病方第卅三葉三十七至三十八

療轉筋十指筋攣急不得屈伸灸法 ○案伸醫心方作申，灸法作別法

灸手踝骨上七壯良 ○案醫心方作灸手踝上七炷大良

鷊鵲療轉筋脛骨痛不可忍方 ○案醫心方无鷊鵲二字

灸屈膝下廉橫筋上三壯 ○案原脱橫字據宋本遮補，又案醫心方壯作炷

此処不避虜
擇可用六字

治轉筋方 ○出千金方 亦千金翼

灸涌泉涌泉在脚心下當大母指大筋灸七壯亦可

灸大都在足大母指本節內側白肉際灸七壯 ○案醫心方亦可二字作又方文亦猶異耳次後

轉筋方

灸湧泉〃〃在脚心下當母指大筋是灸七壯

又方

灸大都〃〃在足母指太節內側白肉際七壯

腹脹轉筋方

灸臍上一寸十四壯 外臺卷十六葉十一至十二○案醫心方臍作齊餘同右四方引医

膚

心方四首並出卷六治筋病方
第廿三葉二十八

治筋絶方

蟹腦足髓熬内瘡中筋即續矣醫心方卷六治筋病
方第廿三葉二十八

脈極論并方

論曰凡脈極者主心也心應脈脈與心合心有病從脈起
又曰以夏遇病爲脈痹脈痹不已復感於邪内舍於心則
食飲不爲肌膚顏脫面色白不澤其脈空虛口唇見赤色
凡脈氣衰血焦髮墮以夏丙丁日得之於傷風風損脈爲
心風心風狀汗多若脈氣實則熱熱則傷心使人好怒口
爲色赤甚則言語不快血脫色乾燥不澤食飲不爲肌膚

若脈氣虛則寒寒則欬欬則心痛喉中介介如哽甚則咽
腫喉痺故曰心風虛實候也若陽經脈病療陰絡陰絡脈
病療陽經宣其血氣各守其鄉脈實宜瀉氣虛宜補善療
病者病在皮毛肌膚筋脈則全療之至六腑五藏則半死
半生扁鵲曰脈絕不療三日死何以知之脈氣空虛則顏
顏焦髮落脈亦少陰手手少陰氣絕則脈不通手少陰者
心脈也心者脈之合也脈不通則血不流血不流則髮色
不澤故面黑如漆柴則血脈先死壬篤癸死水勝火故非
治藥所効也外臺卷十六葉十五至十六
療脈實熱極血氣傷心使心好生赫怒口為色變赤言語

神

不快消熱止血氣調脉理中茯苓湯方

茯苓　黄芩　梔子人　芒消各三兩○業原作五兩，據宋本逕章本改

赤石脂　升麻　紫菀各二兩　生麥門冬五兩，去心　竹葉切，一

升　香豉一升　石膏八兩，碎，綿裹　生地黄切，一升

右十二味，切，以水九升，煮取二升，去滓，下芒消，分為三

服。忌酢物、蕪荑。

療脉極熱傷風損脉為心風，心風狀多汗，無滋潤，消虛熱

極心汗麻黄湯方

麻黄去節　杏人各四兩，去尖皮兩人，碎　梔子人　黄芩　防風

紫菀各三兩　升麻　桂心　茯苓　人參各二兩　大棗十二

枚擘 石膏六两碎綿裹 桑根白皮一升

右十三味切以水一斗先煮麻黄三沸去沫下诸药煮

取三升去滓分为三服忌生葱酢物

療脉热极遇风为痹痹感心颜脱面色白不颜脉空虚口

唇色赤乾燥升麻潤色消痹心热极湯方

升麻 射干 芎藭 人参各三两 赤小豆五合 生薑四合

麦门冬去心四两 葳蕤四两 〇案葳蕤原作萎蕤據宋本改 生地黄切一升

甘草二两炙 竹叶切一升

右十一味切以水一斗煮取二升去滓分为三服忌海

藻菘菜蕪荑 外臺卷十六 十六至十七葉

療肺極虛寒則欬欬則心痛喉中介介如哽甚則咽腫喉

療半夏消痛心極益氣湯方

半夏一升十洗四破○案原脫十字據宋本醫心方補 宿薑八兩 芎藭 細辛

附子炮 玄參 當歸各三兩 桂心 甘草炙 茯苓各二兩

杏人六十枚去兩人皮尖碎

右十一味切以水一斗煮取三升去滓分溫三服忌羊

肉餳生葱菜豬冷水肉菘菜海藻酢物等

療肺極虛以髮墮落安髮潤生桑白沐頭方○案沐原作沐據醫宋本改

桑白皮二升細切

右一味以水淹漬煮五六沸去滓洗沐髮髮數數為之

自不復落

又方

麻子三升研　白桐葉切一把

右二味以淘米泔汁二斗煮取五六沸去滓以洗沐頭

附鬢髮不落而長

療髮墮落方

生栢葉切一升　附子四枚　猪膏三斤

右三味末以膏三斤和為三十丸用布裹一丸內泔沐頭

汁中令髮長不復落也　外臺卷十六　葉十八

者　剛

肉極論論并方

論曰凡肉極者主脾也脾应肉〻與脾合若脾病則肉变色又曰至陰遇病為肌痺肌痺不已復感於邪內舍於脾体淫〻如鼠走其身上津液脱腠理開汗大泄鼻上色黄是其相也凡風氣藏於皮膚肉色則敗以季夏戊己日得之於傷風為脾風脾風之狀多汗陰動傷寒〻則虛〻則体重怠墮四肢不欲舉不嗜飲食〻則欬〻則右脅下痛陰〻引肩背不可以動轉名曰厲風裏虛外實若陽動傷熱〻則實〻則身上如鼠走唇口壞皮膚色变身体津液脱腠理開汗大泄名曰惡風而須決其惆〻紀知其終始陰

陽動靜肉之虛實實則泄（瀉）之虛則補之善療病者風始入肉毛皮肌膚筋脉之間即須決之若入六腑五藏則半生半死扁鵲曰肉絕不療五日死何以知之皮膚不通外不得泄凡肉應足太陰足太陰氣絕則脉不營其口唇口唇者肌肉之本也脉不營則肌肉濡肌肉濡則人中滿人中滿則唇反唇反則肉先死甲篤乙死木勝土若使良醫妙藥終不可療外臺卷十六葉二十七至二十八上

凡肉虛實之應主脾胃若其府藏有病從肉生熱則應藏寒則應府

凡肉虛者坐不平席身危動肉實者坐平不動喘氣醫心方卷

六 治肉病方第廿七 葉三十一

療肉極熱肌痹淫淫如鼠走身上津液脫腠理開汗大泄為脾風風氣藏於皮膚肉色則敗鼻見黄色麻黄止汗通肉解風痹湯方

麻黄去節 枳實炙 防風 白朮 細辛各三兩 石膏八兩碎綿裹 生薑 附子炮各四兩 甘草炙 桂心各二兩

右十味切以水九升先煮麻黄去沫下諸藥煮取三升分三服 忌猪肉海藻菘菜生葱生菜桃李雀肉等

療肉極熱則體上如鼠走或風痹唇口壞皮膚色變石南散方

石南炙各五分　罌粟殼　天雄炮　桃花　菊花　甘草炙各四分

黃耆二分　山茱萸七分　真珠二分　石膏八分碎　朮叔　葳蕤各六分

右十二味擣篩爲散服方寸匕食後服日再溫清酒進

之忌猪肉海藻菘菜外臺卷十六第二十八至二十九

療肉極熱則身體津液脫腠理開汗大泄厲風氣下焦腳

弱越婢湯方

麻黃六兩去節　石膏八兩碎綿裹　生薑四兩　甘草二兩炙　附子一枚炮

大棗十五枚擘

右六味切以水七升煮取二升五合去滓分爲三服一

名起脾湯忌猪肉海藻菘菜

療肉極熱肌膚淫淫如鼠走津液脫腠理開汗大泄或痺不仁四肢急痛西州續命湯方

麻黃去節 生薑各三兩 當歸 石膏碎綿裹各三兩 芎藭 桂心

甘草炙 黃芩 防風 芍藥各一兩 杏人四十枚去尖皮兩人

右十一味切以水九升先煮麻黃去上沫下諸藥煮取二升去滓分為四服日再忌海藻菘菜生葱 外臺卷十六葉二十

九右二方原出千金云删繁同

療肉極虛寒則脾欬其狀右脅下痛陰陰引肩背痛不可以動動則欬腹脹滿留飲痰癖大小便不利少腹切痛膈上寒大半夏湯方

半夏一升洗 白术 茯苓 人参 甘草炙 附子炮
橘皮各二两 生姜八两 桂心三两
右九味切以水一斗煮取三升去滓分为四服忌羊肉
餳桃李雀肉生葱海藻菘菜猪肉冷水
療肉極虛寒則皮膚不通外不得泄名曰厲風内虛外實
腰脚疼弱大風引湯方
獨活四两 當歸 茯苓各二两 乾薑 甘草炙 人參
黄耆 防風各二两 桂心 附子炮各一两 大豆二升熬去皮
右十一味切以水一斗酒三升煮取四升去滓分為四
服日三夜一忌海藻菘菜猪肉生葱酢等物

療肉極寒肌肉變舌痿名曰惡風腰腳疼弱小風引湯方

獨活 防風 茯苓 甘草炙 人參各三兩 當歸 乾薑各二兩 附子一枚炮 大豆二升熬去皮

右九味切以水一斗酒三升煮取二升去滓分為四服日三夜一忌豬肉冷水海藻菘菜酢物等

療肉極虛寒四肢急墮或致脅下堅滿痛飲食不嗜欬奔不能手足厥冷憂恚思慮五膈丸方

人參十分 附子炮 乾薑各三分 遠志二分去心 桂心 椒汗 麥門冬去心 甘草炙各五分 細辛四分

右九味擣篩蜜和丸如彈子大取一丸著喉咽中稍稍咽

之覺胸中熱藥勢盡又服日三夜一亦可丸如梧子十丸酒服忌猪肉冷水海藻菘菜生葱生菜外臺卷十六葉三十至三十一下

療肉極虛為風痹陰動傷寒體重怠墮四肢不欲舉關節疼痛不嗜飲食虛極所致大黃耆酒方

黃耆　巴戟天去心　桂心　石斛　蜀椒汗　澤瀉　茯苓　柏子人　乾薑各三兩　防風　人參　獨活各一兩　芍藥　山茱萸　天雄炮　附子炮　烏頭炮　茵芋　括樓　半夏洗　細辛　白朮　黃芩各一兩

右二十三味㕮咀絹袋貯以清酒三斗漬之秋冬七日

春夏三日初服三合漸漸加微痺為度日再忌猪羊肉

桃李雀肉生菜生葱酢物外臺卷十六葉二十九至三十右方原出千金云刪繁同

治肉虛坐不平席好動主胃病寒氣所加五茄酒方通四時用

五茄皮二斤 枸杞皮二斤 干地黃八兩 丹參八兩 杜仲一斤 干薑四兩 附子三兩炮 鍾乳床一斤研別囊貯

凡八物㕮咀橙子貯之清酒二斗漬之三宿一服七合日再服

治肉實坐平席不動喘氣主脾病熱氣橘半夏湯除喘方通四時用

半夏八兩洗 宿薑八兩 細辛三兩 杏人五兩 橘皮四兩 麻黃三兩

石膏七兩碎 夜干二兩

右八物切水九升煮取三升去滓分三服須利下加芒消三兩 醫心方卷六治實病方第廿七葉三十一

右皮虛實之應主于肺（肺也）○案旁云 大腸其病發於皮毛熱則應藏寒則應府凡皮虛者寒皮實者熱又云治皮虛主大腸病寒氣閉於蒴藋蒸湯方

蒴藋根莖切三升 桃枝葉切三升 細糠一斗 粳米五升 昌蒲根葉切二升

右五物水一石五斗煮取米熟為度大盆器貯於上作

↑少竹床子置病人身上坐床中四面周迴將席圍
↑身上以衣被蓋覆若氣急時開孔對中泄氣取通身
↑接汗可作兩食久許乃止三日蓋還煴藥出汗用之
若病裏不過熱病下置炭火也非但治寒法是皮膚一
切勞冷並皆治之

治皮實主肺病熱氣所加支子煎方

支子人三兩 生地黃一升切 枳實三兩 石膏八兩 大青三兩 杏人三兩 淡竹葉一升切 柴胡三兩 生玄參五兩 芒消三兩

右十物切以水九升煮取三升去滓下芒消平旦分三服（醫心方卷六治皮病方第廿六葉三十）

氣極論并方

論曰凡氣極者主肺也肺應氣氣與肺合又曰以秋遇病爲皮痺皮痺不已復感於邪内舍於肺則寒濕之氣客於六腑也凡肺有病先發氣氣上衝胸常欲自恚以秋庚辛日傷風邪之氣爲肺風肺風之狀多汗若陰傷則寒寒則虚虚則氣逆欬欬則短氣暮則甚陰氣至濕氣生故其○案其原作甚據熙寧本改陰畏陽氣晝日則差若陽傷則熱○案若原作者據熙寧本改熱熱則實實則氣喘息上肩臆甚則唾血也然陽病療陰陰是其裏陰病療陽陽是其表是以陰陽表裏衰王之源故知以陽調陰以陰調陽陽氣實則決陰氣虚則引善

瘵病者病初入皮毛肌膚筋脉則治之若至六腑五藏則半死半生矣鷓鴣曰氣絶不療喘而冷汗出二日死氣應手太陰手太陰氣絶則皮毛焦太陰者行氣温皮毛者也氣不營則皮毛焦皮毛焦則津液去津液去則皮節傷皮節傷則爪枯毛折毛折則氣先死丙丁篤死火勝金非療所及也外臺卷十六葉三十五至三十六右方原出千金云删繁同

瘵氣極傷熱氣喘息衝胸常欲自恚心腹滿痛内外有熱煩嘔不安大前胡湯方

前胡八兩　半夏洗　麻黄去節　芍藥各四兩　枳實炙四枚　生薑五兩

黄芩三兩　乾棗擘十二枚

右八味切以水九升煮取三升去滓温分三服如人行四五里進一服忌羊肉餳

療氣極傷熱氣喘甚則唾血氣短乏不欲食口燥咽乾竹葉湯方

竹葉切一升 麥門冬去心 小麥 生地黃切各一升 生薑六兩 乾棗十枚擘 麻黃三兩去節 甘草一兩炙 石膏六兩碎綿裹

右九味切以水一斗煮取三升去滓分爲三服忌海藻菘菜蕪荑

療氣極傷熱肺虛多汗欬唾上氣喘急麻黃湯方

麻黃四兩去節 甘草二兩炙 杏人四十枚去皮尖兩人 桂心二兩 生薑二兩

半夏五十枚洗四破　石膏六兩碎　紫菀一兩

右八味切，以水九升煮麻黃兩沸，去上沫，下藥，煮取三升，去滓，分為三服。忌海藻、生葱、菘菜、羊肉、餳。外臺卷十六葉三十六至三十七上

療氣極寒傷風，肺虛欬，氣短不得息，胸中迫急，五味子湯方

五味子　甘草炙　紫菀　桂心　附子炮　麻黃去節

乾薑　芎藭各二兩　細辛一兩　乾棗二十枚擘

右十味切，以水九升煮取三升，去滓，分為三服。忌海藻、菘菜、豬肉、生葱、生菜。外臺卷十六葉三十七下

療氣極虛寒皮毛焦津液不通虛勞百病氣力損乏黃耆湯方

黃耆四兩 人參 白朮 桂心各二兩 生薑八兩 乾棗十枚擘去核 附子五分炮

右七味切以水八升煮取二升去滓分為四服忌桃李雀肉生葱 本方無附子 外臺卷十六葉三十七至三十八右方原出千金云刪繁同

骨極論

論曰凡骨極者主腎也腎應骨骨與腎合又曰以冬遇病為骨痺骨痺不已復感於邪內舍於腎耳鳴見黑色是其候也凡腎病則骨極牙齒苦痛手足痟疼○案痟原作痟據宋本廼字本

段同下不能久立屈伸不利身痺腦髓痠以冬壬癸日中邪
傷風爲腎風〻〻歷骨故曰骨極若氣陰〻則虛〻則寒〻
則面腫垢黑腰脊痛不能久立屈伸不利其氣衰則髮墮
齒槁腰背相引而痛〻〻甚則欬唾若氣陽〻則實〻則熱
熱則面色炲隱曲膀胱不通牙齒腦髓苦痛手足痠痟耳
鳴色黑是骨極之至也須精別陰陽審其清濁知其分部
視其喘息善療病者病始於皮毛肌膚筋脈即須療之若
入六腑五藏則半生半死矣扁鵲曰骨絶不治痟而切痛
伸縮不得十日死骨應足少陰〻〻氣絶則骨枯足少
陰者冬脈也伏行而濡滑骨髓者也故骨不濡則肉不能

着骨也骨肉不相親則肉濡而却肉濡而却故齒長而垢髮無澤髮無澤則骨先死戊篤己死土勝水醫所不能療

外臺卷十六葉四十一至四十二

凡骨虛實之應主于腎膀胱若其府藏有病從骨生熱則應藏府則應府

凡骨虛者痟瘵不安好倦骨實者苦煩熱醫心方卷六治骨病方第廿

四葉二十八至二十九

療骨極主腎實熱病則色炲隱曲膀胱不通大便壅塞四肢滿急乾棗湯方

乾棗十枚擘去核　大黃　大戟切炒令黃　甘草炙　甘遂熬○案原脫棗

全漢三國六朝唐宋醫方　一　西方室

字據照草本補 黄芩各一兩 芫花炒半兩 芒消二兩 蕘花炒半兩

右九味切以水五升煮取一升六合後下芒消分為四

服忌海藻菘菜 外臺卷十六葉四十二

療骨極主腎熱病則膀胱不通大小便閉塞面顏枯黑耳

鳴虛熱三黄湯方

大黄切別漬水一升 黄芩 芒消各二兩 梔子十四枚 甘草一兩炙

右五味切以水四升先煮三物取一升五合去滓下大

黄更煎兩沸下芒消分為三服忌海藻菘菜 外臺卷十六葉四十

二至四十三 右方原出千金云刪繁同

治骨實苦煩熱鷄子白煎方 通四時用

雞子七枚取白和同 生地黃汁一升 麥門冬汁三合 赤蜜一升

凡四物汁相和攪調微火上煎之三沸分三服醫心方卷不出

腎病方第廿四 第二十九

骨極虛寒主腎病則面腫垢黑腰脊痛不能久立屈伸不利夢寤驚悸上氣少腹裏急痛引腰腰脊四肢常苦寒冷大小便或白腎瀝湯方

羊腎一具豬腎亦得 芍藥 麥門冬去心 乾地黃 當歸各三兩 乾薑四兩 五味子二合 人參 茯苓 甘草炙 芎藭 遠志去心各二兩 黃芩一兩 桂心六兩 大棗二十枚擘

右十五味切以水一斗五升煮腎取一斗除腎內藥煮

取四升去滓分為四服晝三夜一若遺小便加螵蛸桑
二十枚炙忌海藻菘菜生葱酢物蕪荑
炙法
扁鵲曰第十八椎名曰小腸俞主小便不利少腹脹
滿虛乏兩邊各一寸二分（〇案原作五分據遐寧本改）隨年壯灸
之主骨極（外臺卷十六葉四十三至四十四）
髓
凡髓虛實之應主于肝膽若其府藏有病從髓生熱則應
藏寒則應府
凡髓虛者腦痛不安髓實者勇轉

治髓實勇悍驚熱主肝熱柴胡發泄湯方

柴胡三兩 升麻三兩 黃芩三兩 澤瀉四兩 細辛三兩 枳實三兩 淡竹

葉切一升 支子人三兩 生地黃切一升 芒消。葉原脫去分量

凡十物以水九升煮取三升去滓下芒消分三服醫心方卷

六治髓病第廿

五葉二十九

精極論并方

論曰凡精極者通主五藏六腑之病候也若五藏六腑衰

則形體皆極目視無明齒焦而髮落身重則腎水生耳聾

行步不正邪風逆於六腑淫虛厥於五藏故曰精極也凡

陽邪害五藏陰邪損六腑陽實則從陰引陽陰虛則從陽

引陰若陽病者主高高々則實々則熱眼視無明齒焦髮脫
腹中滿々則歷節痛々則宜瀉於內若陰病者主下々則
虛々則寒體重則腎水生耳聲行步不正邪氣入內行於
五藏則欬々則多涕唾面腫氣逆行以形不足者溫之以
氣精不足者補之以味善療精者先療肌膚筋脉次療六
腑五藏若邪至五藏則半死半生矣鶣鵲曰五陰氣俱絕
不可療絕則目系轉々則目精奪為志先死遠至一日半
日矣非醫所及也宜須精研以表療裏以左療右以右療
左以我知彼疾皆差也　外臺卷十六葉四十四至四十五下
療精極實熱眼視無明齒焦髮落形衰體痛通身虛熱竹

葉黄芩湯方

竹葉切三升 黄芩 茯苓各三兩 生薑六兩 麥门冬去心 甘草炙 大黄各二兩 芍藥四兩 生地黄切一升

右九味，切，以水九升，煮取三升，去滓，分為三服，忌酢物、海藻、菘菜、蕪荑。

療精極五藏六腑俱損傷，虚熱遍身，煩疼，骨中痟痛，煩悶方

生地黄汁二升 麥门冬汁 赤蜜 竹瀝各一升 石膏八兩碎○案原脱碎字 人參三兩 芎藭三兩 甘草二兩炙○案原作一兩，據聖濟本補 據聖濟本改 黄芩三兩 當歸四兩 桂[redacted]三兩○案原作桂心四兩，據原書王注改

麻黃二兩去節

右十二味切以水七升先煮八物取二升去滓下地黃

汁等煮取四升分四服日三夜一忌海藻菘菜生葱蕪

萬外臺卷十六葉四十五至四十六右二方

原出千金云删繁桂三兩删繁同

此方入十卷

删繁方卷九

五疰

華佗録袟五疰丸（○案袟原作帙，據興寧本改）療中惡五疰五尸入腹背胷急痛鬼擊客忤停尸垂死者入喉即愈若已噤將物強發開若不可發扣齒折以灌下藥湯酒隨進之即効方

丹砂研　雄黃研　附子炮，各一兩　甘遂半兩，熬　豉六十粒，熬　巴豆六十枚，去心皮，熬令變色

右六味擣下篩巴豆別研令如脂乃更合擣取調白蜜和之藏以蜜器若有急疾服胡豆二丸不覺更益以飲投之此藥多有所療殺鬼解毒破積去水良驗忌生血

風虛

物猪肉蘆笋（外臺卷十三葉三十一至三十二）

療大虛汗出欲死若白汗出不止方

麻黃去節 附子炮，各一兩 牡蠣二兩，熬

右三味擣下篩以一合藥白粉一升合和令調以粉汗

上一方粉二升忌猪肉冷水（外臺卷十五葉三十）

癮

赤疹

黃帝素問曰風邪客於肌中肌虛真氣致散又被寒搏皮膚外發腠理淫氣行之則痒也所以癮疹瘙疾皆由於此有赤疹忽起如蚊蚋啄煩痒重沓隆起搔之逐手起也（外臺卷十五葉四十）

右方云刪繁同

癧瘍

療癧瘍方

取五月五日車轍中水并牛蹄中水浴甚良外臺卷十五葉五十下

癰疽

黃帝曰願聞癰疽之形與其期日岐伯曰略說癰疽之極者十八種

癰疽發咽名曰猛疽猛疽不療則血化為膿膿不寫塞咽半日死其化膿者寫已則含豕膏○案含靈甯本作舍無冷食三日

而已 一云無食（□案云原作去 據幽宰本改）

發於腹䐃名曰股脛疽其狀不甚變而癰膿搏骨不急

療三十日死

發於脇名曰敗疵敗疵者女子之疾也久之其狀大癰膿

其中乃有生肉大如赤小豆療之方

剉連翹草及根各一升以水一斗六升煮令竭取三

升即強飲厚衣坐釜上令汗出至足已

發於尻者名曰兑疽（□案原作銳疽 據幽宰本改）其狀赤堅大急療之

不療三十日死

發於脛者名曰兔囓其狀赤至骨急療之不療害人

發於足上下者名曰四淫其狀大如癰不急療之百日死

發於脅及腸者名曰疵疽其狀赤黑急療之此令人汗出

至足不害五藏癰發四五日逆焫之

上灸百壯石子當碎出也不可益壯

石癰者始發皮核相親著不赤頭不甚堅微痛熱熱漸自

歇便堅如石故謂之石癰難消又不可得自熟○案熟小島校作熱

縱愈皆百餘日也又發癰兩頭拏而傍推無根者又不痛

結筋非癰也發癰狀如蚍也○案原作蚢據影寫本改雖極大此肉痛非

癰也腫一寸至三寸癤也三寸至五寸癰也五寸至一尺

癰疽也一尺至三尺名曰竟體疽腫成膿九孔皆出諸氣

憤鬱不遂志欲者多發此疾。癰及疽、血瘤、鼠乳、石癰、結筋、瘰癧〇案原作瘍癧，據四庫本改。皆不可就針角，針角少不及禍者。

凡癰疽之疾，未見膿，易療之，當上灸三百壯，四邊間子灸各二百壯。實者可下之，虛者可補之，有氣者下其氣，服占斯內塞散得愈。逸方三年。凡癰瘡審知膿去，破之，皆當近下邊，膿出後當膏藥塞之，常使開潤，勿令燥合也。若其人羸，勿一頓去膿，徐徐令後稍出，乃盡。癰方潰，其上皮薄人者，當上破之，此法不宜，當下破之，乃得膿耳。勿要其皮厚也。凡癰有膿當破，無膿但氣腫，若有血，慎不可破針灸也。按之四邊堅，中軟，此乃有膿瀋也。一邊軟亦有膿，都堅者

此為疽核或但有氣也都軟者此為有血血痛也當審堅

軟虛實為要若堅疽〇案原作疽據四庫本改積久後若更耎偏有

軟處當軟之〇案原脫當軟之三字據四庫本補不可破者疽當溫〇案疽原作疽

並脫溫字據四庫本改補暖裹宜可若炙刺破療必暴劇不可救及結

筋腫月切弛傷肉鼠乳皆不當療也又服內塞散不與他療相

害晝夜十餘度服散當以酒

發於腋下堅赤者名曰米疽療之用砭石欲細而長踈啓

之塗以豕膏六日已勿裹其癰堅而不潰者為馬刀挾纓

急療

發於股陰者名曰赤弛不急療六日死在兩股之內〇案股經

甯本作殿之肉不可療一云六十日死

發於膝者名曰疵疽其狀大癰色不變寒熱如堅石○案此甯本以俗而並无石字勿石石之死須其柔色異乃石之者生淮不熨之柔乃硬之準例砭之也○案原脫砭字據高安方補又小蜀氏校云楊上善太素注云勿石之者準例皆砭之此唯口不之口次石熨之形以堅而不石以其宜熨法腫柔乃石之

諸癰疽之發於節而相應者不可療

發於陽者百日死

發於陰者三十日死

發於內踝者名曰走緩疽○案原脫疽字據巡甯本新安方補其狀肉色不變數石其輸數○案原脫數字據巡甯本補而止其寒熱不死

發於足傍者名曰厲疽其狀不大初從小指發急療之去其黑者不消輒益不療百日死

發於胷者名曰背疽○案萬安方作井疽程氏引靈樞亦同狀如大豆三四日起不旦療下入腹入腹不療十日死

發於足指者名曰脫疽其狀赤黑死不療不赤黑可療之不衰急斬去之得活不去者死

發於膺者○案萬安方膺作膺名曰舌疽○案萬安方作甘疽萬安方蓋擬靈樞改其狀如穀實瓜蔞常苦寒熱急療之去其寒熱不療十歲死死後出膿

發於頸者名曰夭疽其狀大而赤黑不急療則熱氣下入

瀾腕前傷任肺內熏肝肺十餘日死一一云脊頭外臺卷二十四葉四

至七右十八種並出集驗云刪繁同

療癰疽等毒潰爛猪蹄洗湯方

猪蹄一具治如食法　薔薇根一斤　甘草五兩炙　芍藥五兩　白芷五兩

右五味切以水二斗煮猪蹄取八升去滓下諸藥煮取

四升稍稍洗瘡外臺卷二十四葉十一上

黃帝問曰有疽死者奈何岐伯曰身有五部伏菟一腓二

一云腨背三五藏之腧四項五五部有疽死也外臺卷二十四葉十一右

方原出千金翼云刪繁同

療癰腫白歛薄貼方

白斂　當歸　芍藥　大黃　莽草　芎藭

右六味各等分擣篩下雞子黃和以泥塗布隨大小貼之燥易

瘰癧腫堅核不消白斂貼之方

白斂　大黃　赤石脂　芍藥　莽草　黃芩

黃連　茱萸

右八味各等分擣篩以雞子黃和以塗布上隨核大小貼之燥易

癰瘰腫黃耆貼之方

黃耆一兩半　黃芩一兩　芎藭一兩　黃連　白芷　芍藥各二兩

案鄧京本當歸一兩
作各一兩 七 擣篩 小雞子半 白和如膏 塗腫起處 小濕著布
右五味等分擣篩以雞子黃和如粥塗布上隨候
○案五 雞 作 布本作兩 布上貼燥易腫處不覺貼次便愈換換者
者加白蘞一兩尤佳
療癰腫黃耆貼方
黃耆 大黃 白芷 牡蠣熬 白蘞
右五味各等分擣篩和雞子貼燥易
療癰腫已潰四物黃連薄貼方
黃連 黃蘗 地榆 白芷各二兩
布藥擣篩雞子白和塗布薄癰上對瘡口穿布出癰氣

乞踈 氣

療癰腫一物栝樓薄貼方

以栝樓根隨多少止一物切五斤〇案斤些字未作反内苦酒

中熬燥擣篩之苦酒和塗紙上以貼癰腫上服散人

宜用外臺卷二十四葉十四至十五

治癰癤方

搗生竹根以薄腫上乃止醫心方卷十五治癰疽方第七葉卅五上

癰癤疽發背九物大黃薄貼方

大黃 黃芩各三兩 白芷二兩 寒水石五兩 白斂五兩 黃蘗二兩

石膏 赤石脂 黃連各三兩

右藥下篩以三合投粉糜二升中和之薄塗紙貼腫上燥易之腫下止不下厚傅之忌生冷熱麵大酢

蝟皮散療諸瘻及浮核壞敗并主男子患背女子患乳等癰疽或膿血肉痛方

蝟皮一具燒　杜仲八分炙　續斷五分　附子炮　地榆各五分　厚朴八分　藁本五分　當歸　桂心各五分　小露蜂房一具燒

右十味擣篩爲散服方寸匕日三服酒進一服差止忌豬肉生蔥冷水

陵鯉甲散療患背乳之癰腫方

陵鯉一頭取甲爪炙　桂心二分　當歸二分

右三味擣篩爲散服方寸匕日三服酒進外臺卷二十四葉四十一至四十二

療發背及婦人發乳及腸癰木占斯散方

木占斯 厚朴炙 甘草炙 細辛 栝樓 防風

乾薑 人參 桔梗 敗醬草各一兩

右十味爲散酒服方寸匕日七夜四以多爲度病在上當吐病在下當下膿血此謂腸癰之屬凡癰腫即可服兼療諸疽痔若瘡已潰便早愈發背無有不療亦以服去敗醬亦療婦人諸產癥瘕益良外臺卷二十四葉四十七右方云出文仲亦删

節同

全漢三國六朝唐宋醫方　西奇室

隨

療從高墮下若為重物所頓笮得瘀血方

豆豉三升沸湯二升漬之食頃絞去滓內蒲黃三合投中攪調○案原脫投中二字據幽齋本補頓服之不過三四服神良外臺卷二十九葉三右方原出肘後云刪繁同

筋骨俱傷

療腕折四肢骨破碎及筋傷蹉跌方行澤案跌原作趺以意改

爛擣生地黃熬之以裹折傷處以竹簡編夾裹之○案簡原片並脫編字據幽齋本改補令遍病上急縛○案原作縳據幽齋本改勿令轉動一日可十度易○案原脫度字據幽齋本補三日即差外臺卷二十九

葉九右方原出
肘後云删繁同

金創

治金創腸出方

取桑皮綫縫腸皮○案腸旁注腹字蓋是　用蒲黄粉之　醫心方卷十八

治金創腸出方　苐六葉十下

刺

療竹木刺不出方

取羊糞燥者燒灰和脂塗之刺若未出重傅之乃不覺刺出○案傅原作數並脱乃至出五字據照寧本改補　外臺卷二十九葉二十七右方原出删繁

入十卷

治馬骨刺傷人瘡方

燒干馬矢粉瘡孔中 醫心方卷十八治馬骨刺人方第廿八葉廿九上

火瘡

治火瘡灸瘡等膏方

栢樹白皮五兩 甘草一兩 竹葉三兩 生地黃五兩

凡四物切，綿裹，苦酒五合淹漬一宿，用猪膏一升煎取竹葉黃為度，去滓，摩傅瘡 醫心方卷十八治湯火灼傷方第一葉五上

漆瘡

療漆瘡方

取蓮葉乾者一斤，以水一斗，煮取五升，洗瘡上，日一再

又方

芒消五兩湯浸之 外臺卷二十九葉三十八下

療漆瘡方

取猪膏塗之 外臺卷二十九葉二十九右 方原出千金翼云删繁同

丹

説曰丹毒一名天火也肉中忽有赤如丹塗之色大者如手掌其劇者竟身體亦有痛痒微腫方

赤小豆卅一

右一味末下篩以雞子白和如泥塗之乾後塗之遍手消也竟身者倍合之盡後作 外臺卷二十九葉三十一 右方原出小品云删繁同

療人面目身體卒赤黑丹起如疥狀不療日劇遍身即殺

人方〔案方名作也 據熙寧本改〕

療丹走皮中淫淫名火丹方

取蠐螬末水和敷之（外臺卷二十九 葉四十上）

瘺瘡

療瘺瘡螺殼膏方

螺殼（爛者）二七枚 亂髮（燒灰） 頭垢 龍膽（末）

右四味各等分合研爲粉以三年油淀和敷之加膩粉

妙

療瘺瘡多汗方

水銀八分（以唾手掌中研令入藥用） 黃連八分 胡粉八分（熬令黃）

右三味黄連為末和以粉敷瘡上 外臺卷二十九 葉四十二下

治癬及痔等亂髮膏方

亂髮如子大一枚 鯽魚一頭 雄黄二兩 八角

附子一枚 苦參一兩 猪膏一枚

凡六物前擣附子三物為末猛火煎猪膏髮魚令盡內

末藥傅瘡上 醫心方卷十七治痔瘡 方第三 葉十三上

刪繁方卷十

五尸

療五尸蠱疰中惡客忤心腹刺痛丹砂丸方

丹砂研　乾薑　芎藭　芫花熬　烏頭炮各四分　芍藥　桂心各八分　野葛皮炙三分　吳茱萸一合

右九味擣篩蜜和為丸如大豆服三丸日三清飲進之

[redacted]忌生血物猪肉生葱一方無巴豆梔子○行淨案本方原無巴豆梔子二藥疑無為有之誤　外臺卷十三葉二十八至二十九

療尸疰損阜或聞哭聲或見尸常發死人席湯方

取死人眠席斬棺內餘棄路者一虎口長三寸止一

物以水三升煮取一升為一服立効外臺卷十三葉二十下

華佗錄袂五疰丸○案袂原作帙據醫審本改療中惡五疰五尸入腹

胷脅隱痛鬼擊客忤停尸垂死者入喉即愈若已噤將物

強發開若不可發扣齒折以灌下藥湯酒隨進之即効方

丹砂研 雄黃研 附子炮各一兩 甘遂半兩 豉六十粒熬 巴豆六十枚去心皮熬令變色

右六味擣下篩巴豆別研令如脂乃更合擣取調白蜜

和之藏以蜜器若有急疾服胡豆二丸不覺更益以飲

投之以藥多有下者殺鬼解毒破積去水良驗忌生血

物猪肉蘆笋外臺卷十三葉二十一至三十二右方原出第九卷今移入此卷

中惡

療中惡痛欲絶方

釜底墨五合　鹽一撮

右二味和研以水一升攪調一服

又方

牛屎新故並得一物若新○案原脫新至新八字據聖濟本補絞取五合○案取下原有汁字據聖濟本删爲一服口不開扣齒内藥也藥○案原脫也字據聖濟本補若無新者乾者即以木和取汁引甚卷二十葉三下

獸傷

療熊虎爪牙所傷毒痛方

燒青布以熏瘡口毒即出仍煮葛根汁令濃以洗瘡日十度并擣葛根為散煮葛汁以服方寸匕日五甚者夜二 外臺卷四十葉一上右方 原出肘後云删繁同

療馬骨刺人馬血入人瘡孔方

馬糞乾者止一物粉瘡孔上搶瘡孔也 ○案醫心方引此方文有異葉九左

治馬骨刺人方

燒干馬矢粉瘡孔中 醫心方卷十八治馬骨刺人方第廿八葉廿九

又方

雄黄　乾薑

右二味分等（案分等原作等分，據醫心方本改）擣末内瘡口中即差

又方

大小蒜擣熟㸐用薄瘡上（案薄原作敷，據醫心方本改）

又方

以熱湯數淋瘡上即差（外臺卷四十葉四十一至四十二）

蠚傷

療蜂螫人方

取人溺新者洗之差（外臺卷四十葉十三右。方原出肘後，云删繁同）

療蜈蚣螫人方

割雞冠取血塗之差外臺卷四十葉十四右方原出删繁云删繁同

療射工毒中人寒熱發瘡偏在一處有異於常方

取赤莧合莖葉擣絞取汁服一升日再三服外臺卷四十葉二十五右方原出集云删繁同

療沙蝨方

以鹽五合以水一斗煮一沸以漬洗瘡外臺卷四十葉三十四下

删繁方卷十一

眼

療眼赤洗眼竹葉湯方

淡竹葉切五合○案原脱切字據宋本補 黄連四枚切○案原脱切字據宋本並宋本補 青錢二十文 大棗二十枚去皮核 梔子人七枚 車前草切五合○案原脱切字據並宋本補

右六味以水四升煮取二升以洗眼日六七遍此方甚良忌豬肉 外臺卷二十一葉七右方末季卷數

療眼熱眥赤生赤脈息肉急痛閉不得開○案閉原作開據宋本並宋本改 如芒在眼磣痛大棗煎方

大棗十顆去皮核 黄連二兩去毛揀擇須如金色者碎綿裹○案原脫去至裹十二字據宋本亞本補 草淡竹葉五合切○案原脫切字據宋本補

右三味以水二升煎取一升澄取八合下棗黄連煎取四合去滓綿濾細細點傳眼中忌猪肉○案醫心方引刪繁方此方無

異某云刪繁論无此有參例不重錄

又[illegible]風車前草湯洗方○案車宋本作連

車前草切半升 乾藍五合 淡竹葉三兩

右三味切以水三升煮取二升綿濾去滓用上好鹽半刀圭内湯中攪令調取冷細細用洗眼一刀圭者準丸如兩大豆大外臺卷二十一葉十六 右二方並未舉卷數

療肝虛寒目䀮〻視物不明稀視生花防風補益方

防風 細辛各二兩 芎藭 白鮮皮 獨活各三兩 甘草

炙 橘皮去脉各二兩 大棗二七枚去核 甘竹葉切一升 蜜五合

右十味切以水一斗二升煮取四升去滓下蜜更煎兩

沸分為四服日三夜一服若是五六月燥器貯冷水藏

之忌海藻菘菜生菜外臺二十一葉十八至十九〇案右方原出第十一卷中而遍尋本无

出第十一卷中六字今從原書

療肝熱不止衝眼為眥赤脉息肉閉痛不開但熱勢彭〻

不歇及目睛黃流肝乾藍飲方

乾藍切 車前子 苦竹葉切各三升 秦皮三兩 細辛 決明

子 蕤人 山梔子 升麻 芍藥各三兩

右十四味切以水二斗煮乾監取一斗去滓取八升煮

藥取一升下芒硝三兩沸去滓分再服忌生菜外臺卷二十一

葉二十九至三十 右方未本卷數

療肝實熱目痛胷滿急塞瀉肝前胡湯丸方

前胡 秦皮 細辛 梔子人 黃芩 升麻 生蕤

人 決明子各三兩 芒硝三兩 苦竹葉切一升 車前草切一升

療肝實熱或眼痛熱不止生地黃煎方

生地黃汁一升 玄參汁五合 蜜五合 車前汁五合 升麻 細辛

各二兩 芍藥 梔子各三兩切

右八味切以水五升煮升麻等四物取一升五合去滓

下生地黄等汁煮沸沸（日案下沸字原作成益二字據此寧本改）分五六服

忌生葱菜蕪荑（日案脫忌至荑五字據此寧本補 外臺卷二十一葉三十五至三十六右二方並未詳卷數）

療肝陽氣伏邪熱喘逆悶恐眼視無明狂悸非意而言竹

瀝泄熱湯方

竹瀝一升 麻黄 大青 梔子 人參 玄參 升麻

茯苓 知母各三兩 石膏八兩碎 生薑四兩 芍藥四兩 生葛八兩

右十三味切以水九升煮取二升去滓下竹瀝更煎三

五沸分三服忌酢物（外臺卷二十一葉三十七 右方未詳卷數）

治目白膚風淚下蕩（真朱）風散方。案真朱散千金作蕩風散

光明朱砂半兩　貝齒五枚炭上熟燒為末　衣中白魚七枚　乾薑三銖

右四味於新磁鉢內研之厚帛三下為散仰卧令人取

小指爪挑少許傅目中取差為度　千金方卷六上葉八上右方原出千金宋臣校云删繁方名朱真散

治雀目術

令雀盲人至黃昏時看雀宿處打令驚起雀飛乃呪

曰紫公紫公我還汝盲汝還我明如此日日暝三過（四岸）

作之眼即明曾試有驗（金云）支太醫法。案支太醫法據宋臣校注補千金方卷六上葉十一右方原出千金方宋臣校注云肘後云删繁載支太醫法

鼻

療肺虛損傷氣欬及多唾呼聲鼻塞乾燥補肺煎方

棗肉二升取膏 杏人一升去皮尖研 酥一升 薑汁一升 蜜一升 餳糖一升

右六味依常微火煎每服一匙差止

療鼻塞有清涕出方

細辛 蜀椒汗 桂心 芎藭 吳茱萸各三分 皂莢二分炙

附子八分炮

右七味切以苦酒漬一宿以豬脂一斤煎以附子色黃爲度以綿裹內鼻中兼以摩頂外臺卷二十二葉二十二 右二方未查卷數

齒

療齲齒蟲方

莨菪子三合　青錢七文　燒令赤　取小口瓶子可令口含得者　將錢內瓶子中　取莨菪子一撮安錢上　令爆燒聲　仍以水少許淋錢上　即氣出　用熏齒　次止三合藥盡爲劑　出食齲齒風痛並用

療蟲齒痛椒湯方

蜀椒一兩　礬石半兩　桂心一兩

右三味　以水三升　煮取一升　去滓　含之漱齒　勿嚥汁　甚良　出醫心方引刪繁　此方文有異录以右

治齒齲方

蜀椒一兩 礬石半兩 桂心一兩一方分等

凡三物以水三升煮取一升五合細細嗽口吐之 醫心方卷五治齒蟲方第五十八葉四十五上

附子塞蟲孔丸方

附子一枚炮末以臘和之為丸準齒蟲孔大小內之取差止 外臺卷二十二葉三十六至三十七右 三方未本卷數

療心虛寒口鼻臭衝人又齲齒痛芎藭散方

芎藭八分 白芷七分 甘草五分炙 桂心四分 杜蘅四分 當歸五分

右六味搗篩為末以酒和方寸匕服日二服 外臺卷二十二葉四十八右 右方原未本卷數

口

療口熱乾燥甘草丸方

甘草炙六分 人參六分 半夏洗六分 烏梅肉六分 棗膏半分

右五味擣篩，四味棗膏相和，入蜜丸如彈子，含之差甚妙

卷二十二葉五十五

上右方未審卷數

舌論并方

論曰：舌者主心，小腸之候也。舌重十兩，長七寸，廣二寸半，善用機衡，能知五味。凡有所啖，若多食鹹，則舌脉凝而變色；多食苦，則皮槁而外毛拔；多食辛，則舌筋急而枯乾；多食酸，則舌肉䐢而唇揭；多食甘，則舌根痛而外髮落。又曰

心欲苦肺欲辛肝欲酸脾欲甘腎欲鹹此五味内合五藏
之氣也若藏熱則生瘡脣揭赤色若腑寒則舌本縮而口
噤青寒宜補之熱宜瀉之不寒不熱依藏腑調之
療舌小腸腑寒應舌本縮口噤脣青獨活解噤脣方
獨活 芎藭各二兩 天雄一兩 防風一兩 蜀椒二合 莽草十葉
細辛 桂心各一兩 苦李根皮三兩 豬肪二斤
右十味㕮咀綿裹以苦酒一升淹漬一宿以豬肪微火
煎之去滓膏成凝以綿裹少許口含於舌下嚥之取差
日三度為之此方甚良
生艾葉薄法

無生艾葉者取乾者擣之以水淹一升已來熟擣以

帛塗之於寒處上封裹之以差為度 外臺卷廿二葉五十七至五十八右論二十方無卷數

療舌主心藏熱即應舌生瘡裂破脣揭赤升麻泄熱煎方

○案熱煎宋本作勢

升麻三兩 射干三兩 子蘗切一升○案原作黃蘗據宋本改 苦竹葉切五合

大青二兩○案原作三兩據宋本改 生蘆根 薔薇根白皮各切一升

生玄參汁五合 生地黃汁五合 赤蜜八合

右十味切以水四升煮七物○案物原作味據宋本改取一升絞

去滓下諸汁蜜等候成煎放冷以綿取之封貼舌上含

之細細嚥之以差為度良 外臺卷二十二葉六十右方未著卷數

咽門論

論曰：夫咽門者，應五藏六腑往還神氣陰陽通塞之道也。喉嚨胞囊舌者，並津液調五味之氣本也，不可不研乎。咽門者，肝膽之候也，其重十兩，廣二寸（今五），至胃管長一尺六寸，主通五藏六腑津液神氣，應二十二時。若藏熱，咽門則閉而氣塞；若腑寒，咽門則破而聲嘶，母薑酒主之。熱則通之，寒則補之，若寒熱調和，病不生矣。（外臺卷十六葉六至七 右論原出千金云删繁同）

療咽門主膽腑咽門傷破聲嘶母薑酒方

母薑汁二升 牛髓（一升） 酥 油各一升（別盃取熱） 桂心 秦椒各四

桂心分 芎藭 獨活各五分 防風六分

右九味，將五物合搗下篩為散，內薑汁中煎取相淹濡

下，髓、酥、油等攪令調，微火上三上三下，平旦溫清酒一

卅下五合（口字與事合上原有二字 由典口車 擾涎事本刪）膏細細吞之，日三

服。忌生葱。外臺卷十六葉七右（方原出千金，云刪繁同）

刪繁方未分卷

胡臭

治胡臭方

杜衡 藁本 辛夷 芎䓖 細辛各二分 胡粉十分一方

无

凡六物㕮咀以苦酒二升漬並取三合去滓和胡粉除以塗腋下 醫心方卷四治胡臭方第廿四葉廿八下

鼠瘻方

礬石燒三分 斑猫一分去翅足羽熬

右二味擣下篩用酢漿服半匕須臾瘻蟲從小便出甚效

卷二十三葉四十四右
方原出備急云删繁同

■陰瘡

治陰[redacted]生濕瘡包用

石流黄末傅之 醫心方卷七治陰瘡方第三葉四至五上

瘕

療食魚鱠不消生瘕常欲食鱠者方

獺骨肝肺 乾藍□案幽寧本作乾葫 大黄各□分 蘆根 鶴骨分各七 桔梗五分 乾薑分四 桂心四分□案原缺四分二字據幽寧本補 斑貓二十枚炙□案貓幽寧本作猫

右九味擣篩蜜丸酒服十九至十五丸日再差 外臺卷三十一

葉五十五下
右方未詳卷數

小兒

瘧小兒瘧或自能飲或不能飲母含藥與飲之常山酒煎方

常山二兩 桂心一兩 甘草半兩

右三味切以酒一升煎取七合去滓分服取吐差止 外臺卷三十六葉九上
右方未詳卷數

乳石

論云凡禁之法若藥有乳石須一月日外若不如介非唯不得力翻致禍也 醫心方卷十九服石鍾乳方第十六葉卌二上

本草衍義三 3a
金□泊元序例下引刑□

全漢三國晉南北朝文

朴考宝